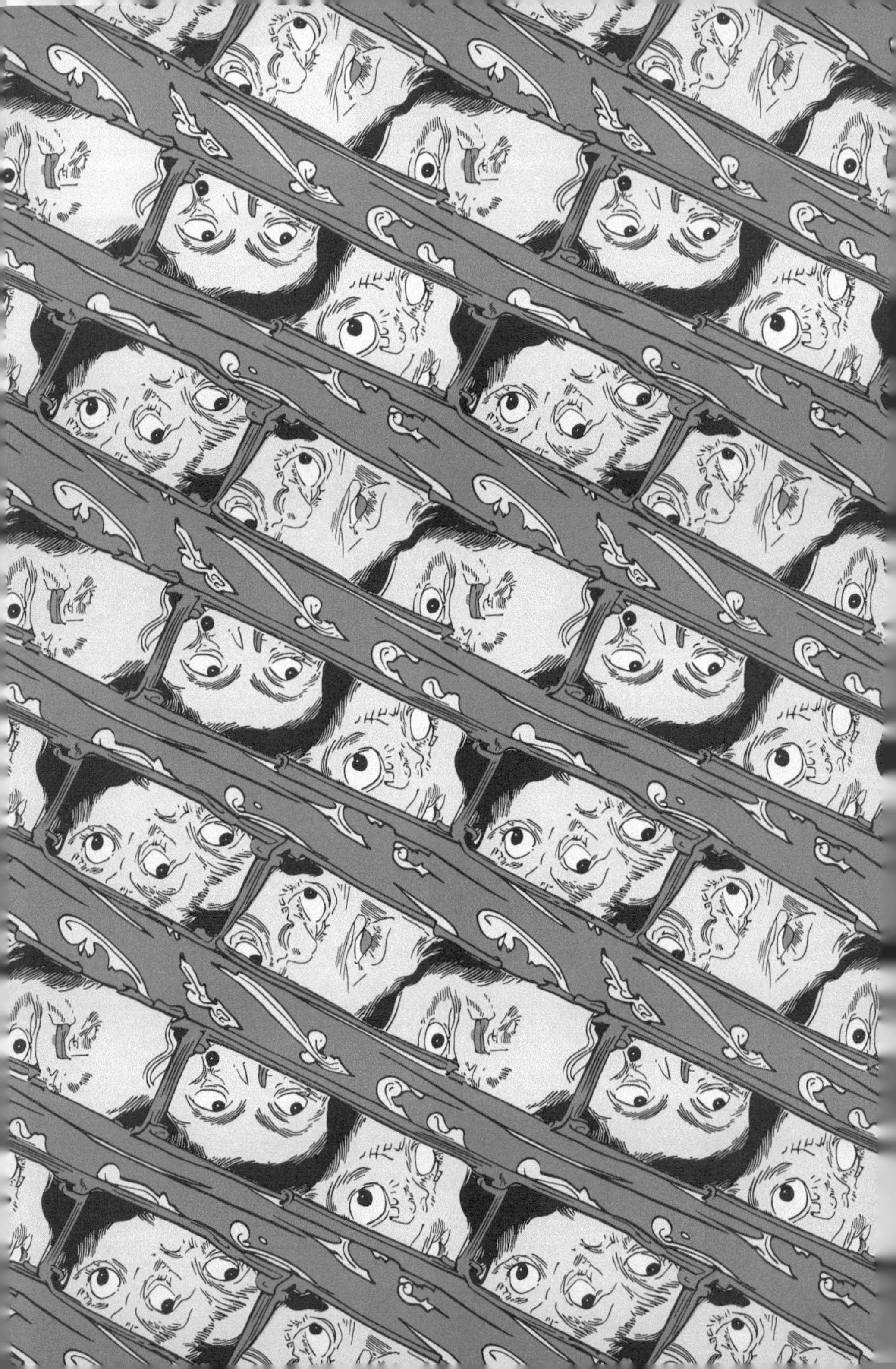

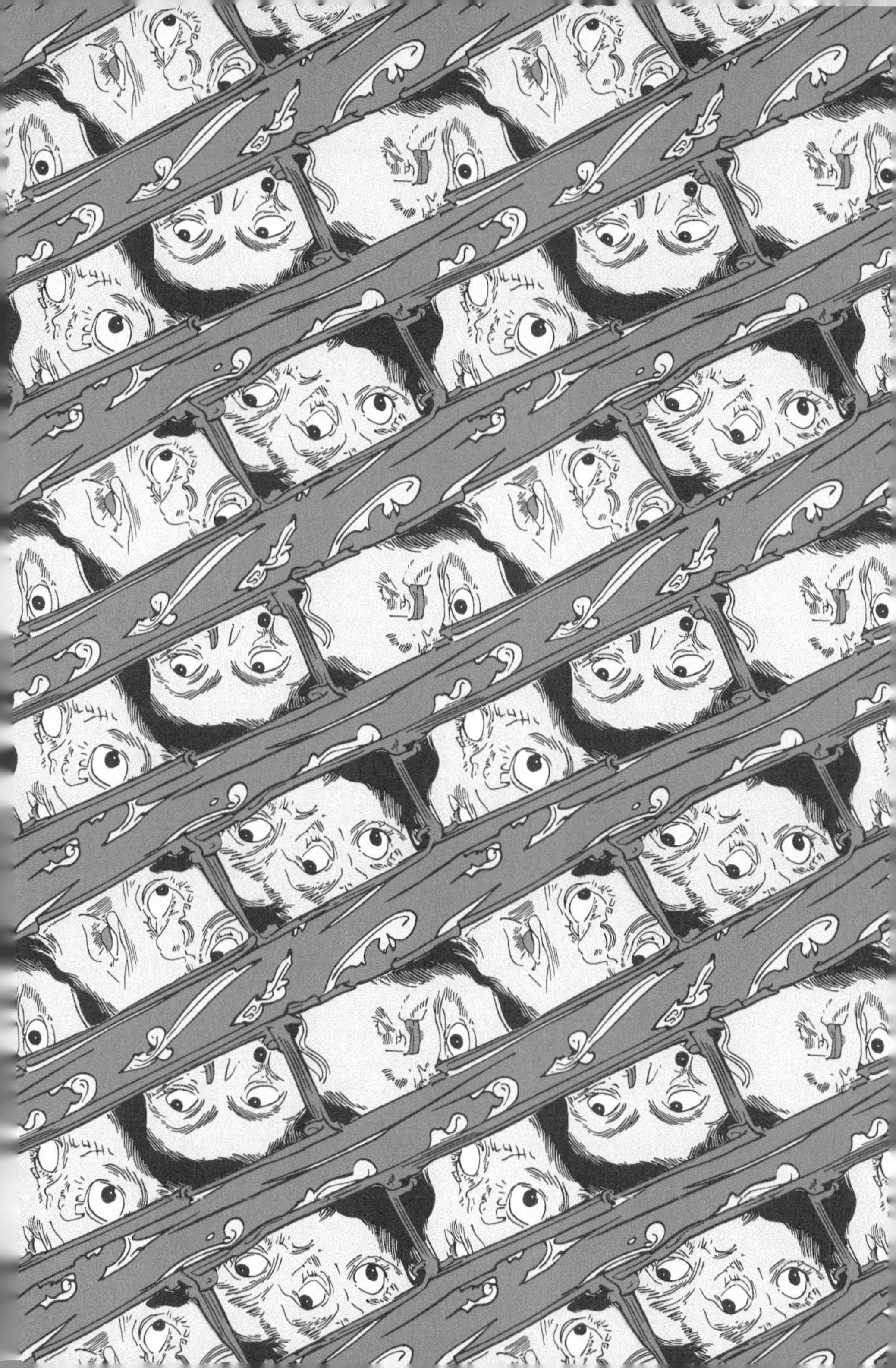

Aviso legal

Saage Media GmbH
c/o SpinLab – The HHL Accelerator
Spinnereistraße 7
04179 Leipzig, Germany
E-Mail: contact@SaageMedia.com
Web: www.SaageMedia.com
Commercial Register: Local Court Leipzig, HRB 42755 (Handelsregister: Amtsgericht Leipzig, HRB 42755)
Managing Director: Rico Saage (Geschäftsführer)
VAT ID Number: DE369527893 (USt-IdNr.)

Editorial: Saage Media GmbH
Publicación: 02.2025
Diseño de portada: Saage Media GmbH
ISBN Tapa blanda (es): 978-3-384-52079-1
ISBN Ebook (es): 978-3-384-52080-7

Legal / Avisos

Los enlaces externos y las referencias a fuentes enumerados en este libro fueron verificados al momento de la publicación. El autor no tiene influencia sobre los diseños y contenidos actuales y futuros de las páginas vinculadas. El proveedor del sitio web vinculado es el único responsable de los contenidos ilegales, incorrectos o incompletos, así como de los daños que surjan del uso o no uso de la información, no quien hace referencia a la publicación respectiva a través de enlaces. Todas las fuentes externas utilizadas se enumeran en la bibliografía. A pesar del cuidadoso control del contenido, no asumimos ninguna responsabilidad por el contenido de fuentes externas. Los operadores de las fuentes citadas son los únicos responsables de su contenido. Las imágenes y fuentes de terceros están marcadas como tales. La reproducción, procesamiento, distribución y cualquier tipo de explotación fuera de los límites de los derechos de autor requieren el consentimiento por escrito del autor o creador respectivo.
Este libro ha sido traducido del alemán. No se pueden descartar completamente las desviaciones del original o los errores de traducción. Todas las fuentes citadas en el libro están disponibles en inglés. No asumimos ninguna responsabilidad por inexactitudes o malentendidos de contenido que puedan surgir por la traducción.
Los datos de los diagramas que no están marcados explícitamente con una fuente no se basan en estudios, sino que son suposiciones no vinculantes para una mejor visualización.
Este libro fue creado utilizando Inteligencia Artificial (IA) y otras herramientas. Entre otras cosas, se utilizaron herramientas para la investigación, la escritura/edición y la generación de ilustraciones decorativas. A pesar del control, no se pueden descartar completamente los errores. Nos gustaría enfatizar que el uso de la IA sirve como herramienta de apoyo para proporcionar a nuestros lectores una experiencia de lectura de alta calidad e inspiradora.

Las referencias y citas contenidas en este libro han sido cuidadosamente investigadas y reproducidas en su significado. La interpretación y presentación del contenido citado refleja la comprensión del autor y no necesariamente corresponde con la intención u opinión de los autores originales. Para las citas parafraseadas, las declaraciones principales de las fuentes originales se han incorporado al contexto de esta obra según el mejor saber y entender, pero pueden desviarse de las formulaciones originales y matices de significado debido a la transferencia y simplificación. Todas las fuentes utilizadas están completamente listadas en la bibliografía y pueden leerse allí en el original. La responsabilidad de la interpretación y la incorporación contextual del contenido citado recae en el autor de este libro. Para preguntas científicas e información detallada, se recomienda consultar las fuentes originales. El autor se ha esforzado por presentar temas científicos complejos de manera generalmente comprensible. No se pueden excluir simplificaciones y generalizaciones. No se puede garantizar la exactitud técnica y la integridad de las presentaciones simplificadas. La reproducción parafraseada de citas y hallazgos científicos se realiza conscientemente cumpliendo con la ley de citas según § 51 UrhG y todas las disposiciones relevantes de derechos de autor de otros países. Al simplificar, transferir y posiblemente traducir contenido científico a un lenguaje generalmente comprensible, se pueden perder matices de significado y detalles técnicos. El autor no reclama derechos sobre las obras citadas y respeta todos los derechos de autor de los autores originales. Si se detecta un uso no autorizado, el autor solicita ser notificado para tomar las medidas apropiadas. Para fines académicos y cuando se utiliza como referencia científica, se recomienda expresamente consultar las fuentes originales. La presentación simplificada sirve exclusivamente para información científica popular.

Este libro aborda el sensible tema del trastorno de personalidad narcisista y los patrones de relaciones tóxicas. La información contenida se basa en una investigación cuidadosa y en los conocimientos científicos actuales al momento de la impresión, pero no puede reclamar exhaustividad. Los comportamientos, estrategias y patrones descritos tienen como único propósito informar y facilitar una mejor comprensión. No es posible realizar un diagnóstico autónomo del trastorno de personalidad narcisista en uno mismo o en otras personas, y se desaconseja expresamente. Este libro no sustituye la asesoría o tratamiento psicológico o psicoterapéutico profesional. En caso de sospecha de un trastorno de personalidad narcisista o de cargas psicológicas derivadas de relaciones tóxicas, se recomienda encarecidamente buscar ayuda profesional de terapeutas, psicólogos o médicos calificados. No se asume ninguna responsabilidad por posibles consecuencias negativas que puedan surgir de la aplicación de las estrategias y recomendaciones de acción descritas. Cada situación debe ser considerada de manera individual y puede requerir una evaluación profesional. Todos los ejemplos de casos utilizados en el libro han sido anonimizados y en parte distorsionados para proteger los derechos de personalidad de los afectados. Las similitudes con personas reales son coincidencias y no intencionadas. Los términos técnicos y criterios diagnósticos utilizados se basan en estándares científicos actuales y sistemas de clasificación. Las referencias detalladas se encuentran en la bibliografía al final del libro.

Bendis Saage

Trastorno de Personalidad Narcisista: Narcisismo Revelado y Encubierto

Guía práctica para identificar el abuso narcisista, comprender el narcisismo maligno y lograr la recuperación del abuso narcisista en relaciones familiares

47 Fuentes
40 Diagramas
7 Imágenes
7 Ilustraciones

Queridos lectores,

les agradecemos de corazón que hayan elegido este libro. Con su elección, no solo nos han brindado su confianza, sino también parte de su valioso tiempo. Lo apreciamos mucho.

Los patrones de relación narcisista moldean la vida de muchas personas, a menudo sin que se den cuenta. ¿Cómo se reconocen las señales sutiles del comportamiento narcisista? ¿Qué estrategias manipulativas utilizan los narcisistas en las relaciones de pareja y en la familia? Este libro especializado ofrece una visión fundamentada sobre las dinámicas de las relaciones narcisistas y sus efectos en los afectados. A través de hallazgos psicológicos actuales y ejemplos prácticos, la obra transmite métodos efectivos para desentrañar patrones de comportamiento tóxicos y establecer límites saludables. Desde la identificación de rasgos de personalidad narcisista hasta estrategias concretas de afrontamiento, aquí los afectados y los interesados encontrarán una orientación científicamente fundamentada. Este libro le apoya en el reconocimiento de dinámicas manipulativas y en el desarrollo de opciones de acción constructivas. Toma en tus manos tu bienestar psicológico, con conocimientos sólidos y estrategias prácticas para tratar con personalidades narcisistas.

Esta guía le proporciona información comprensible y práctica sobre un tema complejo. Gracias a herramientas digitales desarrolladas internamente que también utilizan redes neuronales, pudimos realizar investigaciones exhaustivas. El contenido se ha estructurado de manera óptima y desarrollado hasta la versión final para proporcionarle una visión general bien fundamentada y de fácil acceso. El resultado: obtiene una visión integral y se beneficia de explicaciones claras y ejemplos ilustrativos. El diseño visual también se ha optimizado mediante este método avanzado para que pueda captar y utilizar la información rápidamente.

Nos esforzamos por la máxima precisión, pero agradecemos cualquier indicación de posibles errores. Visite nuestro sitio web para encontrar las últimas correcciones y adiciones a este libro. Estas también se incorporarán en futuras ediciones.

¡Esperamos que disfrute leyendo y descubriendo cosas nuevas! Si tiene sugerencias, críticas o preguntas, esperamos sus comentarios. Solo mediante el intercambio activo con ustedes, los lectores, las futuras ediciones y obras podrán ser aún mejores. ¡Manténgase curioso!

Bendis Saage

Saage Media GmbH - Equipo

- www.SaageBooks.com/es
- support@saagemedia.com
- Spinnereistraße 7 - c/o SpinLab – The HHL Accelerator, 04179 Leipzig, Germany

Acceso rápido al conocimiento

Para garantizar una experiencia de lectura óptima, nos gustaría familiarizarle con las características principales de este libro:

- **Estructura Modular:** Cada capítulo es independiente y puede leerse sin depender de los demás.
- **Investigación Exhaustiva:** Todos los capítulos se basan en una investigación exhaustiva y están respaldados por referencias científicas. Los datos mostrados en los diagramas sirven para una mejor visualización y se basan en suposiciones, no en los datos proporcionados en las fuentes. Una lista completa de fuentes y créditos de imágenes se encuentra en el apéndice.
- **Terminología Clara:** Los términos técnicos subrayados se explican en el glosario.
- **Resúmenes de Capítulos:** Al final de cada capítulo, encontrará resúmenes concisos que le dan una visión general de los puntos clave.
- **Recomendaciones Concretas:** Cada subcapítulo concluye con una lista de consejos específicos para ayudarle a poner en práctica lo aprendido.

Materiales adicionales de bonificación en nuestro sitio web

En nuestro sitio web, planeamos poner a su disposición los siguientes materiales exclusivos:

- Contenido adicional y capítulos extra
- Un resumen general compacto
- Una versión de radioteatro. (En planificación)

El sitio web está actualmente en construcción.

www.SaageBooks.com/es/
trastorno_de_personalidad_narcisista-bonus-Q3JETP

Índice

- 2. Narcisismo en las relaciones familiares
  - 2. 1 Padres narcisistas
    - Patrones de comportamiento paterno
    - Transmisión transgeneracional
  - 2. 2 Impacto en los niños
    - Desarrollo emocional
    - Trastornos del apego
    - Estrategias de afrontamiento
  - 2. 3 Dinámicas familiares
    - Patrones de roles
    - Jerarquías de poder
    - Bloqueos en la comunicación

1. Manifestaciones del trastorno

¿Cómo reconocer a las personas con rasgos narcisistas en la vida cotidiana? Detrás de la brillante fachada de autoconfianza y éxito a menudo se ocultan patrones de comportamiento complejos que influyen sistemáticamente en su entorno. El trastorno se manifiesta en diversas áreas de la vida, desde relaciones íntimas hasta la carrera profesional. Mientras que algunos afectados destacan por su grandiosidad exagerada, otros actúan de manera sutil y son inicialmente apenas perceptibles para los de afuera. Las siguientes páginas iluminan los diferentes rostros del narcisismo y sus efectos en las dinámicas interpersonales.

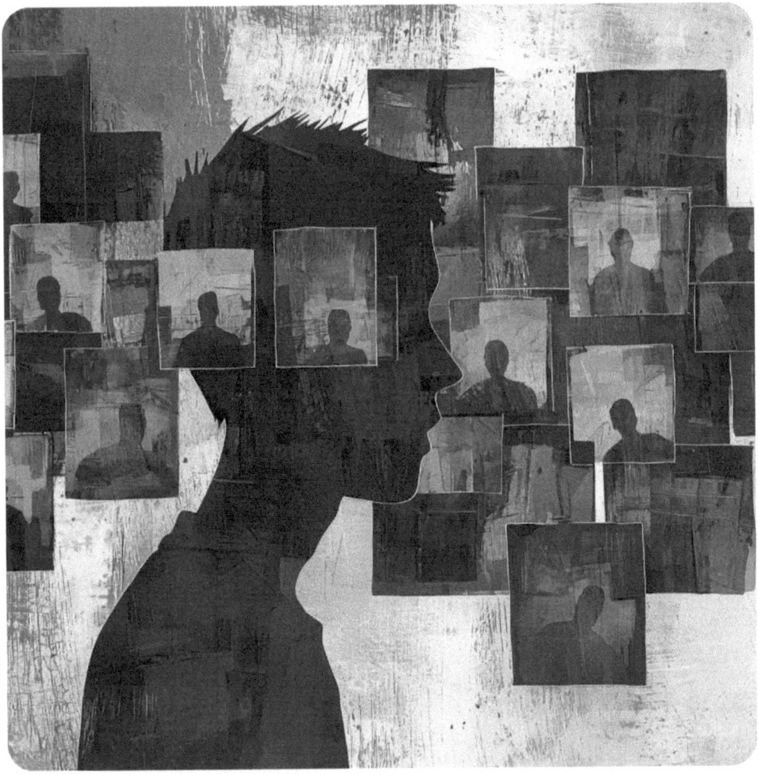

1. 1 Características del narcisismo

El narcisismo se manifiesta en diversas formas que dificultan el reconocimiento y la comprensión del trastorno. Desde una sutil hipersensibilidad hasta comportamientos abiertamente malignos, los patrones narcisistas moldean la vida cotidiana y las relaciones de los afectados. Las consecuencias van desde interacciones interpersonales perturbadas hasta conflictos graves. Este capítulo ilumina las variadas manifestaciones del narcisismo para permitir una comprensión matizada de este complejo trastorno de la personalidad. Siga leyendo y obtenga valiosas perspectivas sobre el mundo del narcisismo.

El narcisismo encubierto se caracteriza por un patrón paradójico: una fuerte necesidad de validación junto con un miedo constante al rechazo, lo que conduce a una oscilación permanente entre la cercanía y la distancia.

Narcisismo encubierto en la vida cotidiana

El narcisismo encubierto moldea la vida cotidiana de los afectados a través de patrones de comportamiento específicos, que a menudo son sutiles y difíciles de reconocer. Una característica central es la sensibilidad excesiva a las evaluaciones de los demás, combinada con una fuerte exigencia de un trato especial [s1]. Esta combinación conduce a dificultades en las relaciones interpersonales. Los afectados a menudo reaccionan de manera hipersensible a la crítica o al rechazo e interpretan interacciones neutrales como ataques personales. Un comentario aparentemente inofensivo de un colega sobre el modo de trabajar puede, por ejemplo, ser percibido como una ofensa masiva y llevar al retiro o a un comportamiento agresivo. Esta hipersensibilidad resulta de una estructura de apego ansioso, que se asocia con el narcisismo encubierto [s1]. La necesidad de confirmación y reconocimiento es muy pronunciada, pero al mismo tiempo existe un gran miedo al rechazo. En la vida cotidiana, esto se manifiesta en una constante oscilación entre el deseo de cercanía y el miedo a la herida. Los afectados a menudo idealizan a otras personas en exceso para satisfacer sus necesidades de reconocimiento. Si esta persona decepciona las expectativas desmesuradas, se produce una abrupta devaluación [s2]. Este vaivén emocional carga enormemente las relaciones y a menudo conduce a conflictos. Otro aspecto del narcisismo encubierto en la vida cotidiana es la dificultad para manejar el estrés emocional [s2]. Incluso pequeños desafíos pueden llevar a reacciones excesivas. La disregulación emocional [s1] se manifiesta en comportamientos impulsivos, estallidos de ira o retiro. Estas reacciones a menudo no guardan relación con el evento desencadenante y resultan incomprensibles para los observadores externos. Al mismo tiempo, a los afectados les resulta difícil aceptar ayuda [s2]. Aunque necesitan apoyo, a menudo muestran comportamientos autodestructivos y rechazan la ayuda ofrecida. Esto puede llevar a que se enreden en sus problemas y tengan dificultades para lograr cambios positivos en sus vidas. El rechazo de la ayuda puede entenderse como un mecanismo de defensa para no tener que revelar su vulnerabilidad. El uso de

redes sociales puede intensificar el narcisismo encubierto [s3]. La posibilidad de presentarse en línea y recibir confirmación a través de "me gusta" y comentarios satisface la necesidad de reconocimiento. Al mismo tiempo, la constante confrontación con las vidas aparentemente perfectas de los demás refuerza la propia inseguridad y la exigencia de un trato especial. El enfoque en uno mismo y la sensibilidad excesiva a las evaluaciones de los demás [s1] se ven además amplificados por la dinámica de las redes sociales. Esto puede llevar a un agravamiento de los síntomas y a una mayor carga en las relaciones interpersonales en la vida real.

Comportamientos autodestructivos

Acciones que inconscientemente sabotean el propio éxito o bienestar. Esto puede manifestarse en el rechazo de ayuda, procrastinación o el mantenimiento de relaciones poco saludables, y a menudo sirve como un mecanismo de defensa para no tener que revelar la propia vulnerabilidad.

Disregulación emocional

La dificultad para regular y controlar las emociones. Esto puede llevar a cambios de humor intensos, impulsividad y comportamientos inapropiados. Los afectados tienen dificultades para manejar el estrés emocional y a menudo reaccionan de manera excesiva ante desafíos aparentemente pequeños.

Estructura de apego ansioso

Un estilo de apego caracterizado por una fuerte necesidad de cercanía y al mismo tiempo miedo al rechazo. Las personas con estructura de apego ansioso tienden a idealizar las relaciones y se sienten rápidamente heridas cuando sus expectativas no se cumplen.

Narcisismo encubierto

Una forma de narcisismo que se caracteriza por la inseguridad, vulnerabilidad y una baja autoestima, mientras que al mismo tiempo existe una profunda necesidad de admiración y reconocimiento. A diferencia del narcisismo abierto, esta necesidad a menudo se persigue a través de estrategias sutiles y no se exhibe abiertamente.

Narcisismo Encubierto - Manifestaciones

Frecuencia de comportamientos narcisistas

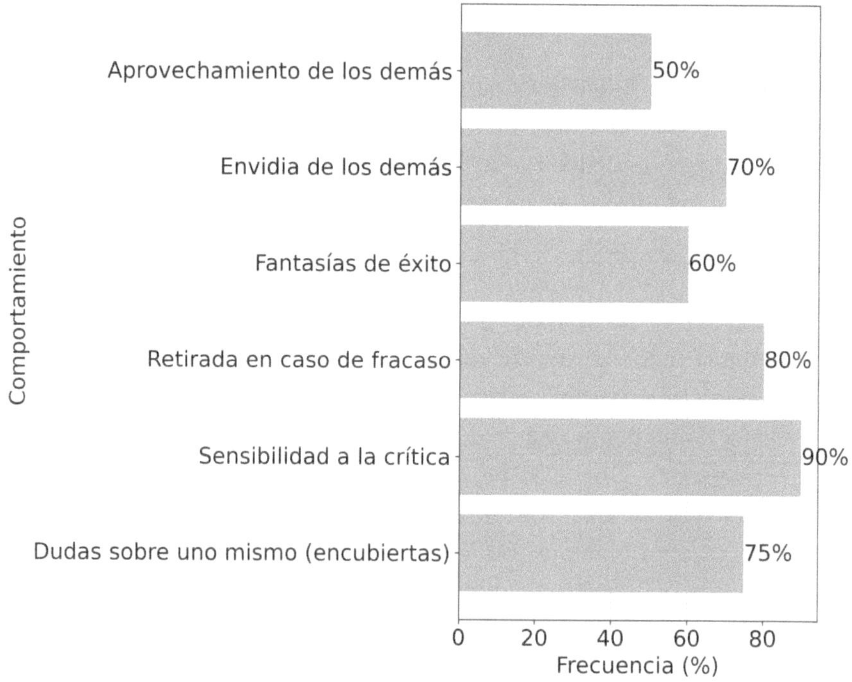

AUS: Aprovechamiento de los demás FAN: Fantasías de éxito
NEI: Envidia de los demás RÜC: Retirada en caso de fracaso
SEL: Dudas sobre uno mismo (encubiertas) SEN: Sensibilidad a la crítica

El diagrama visualiza la frecuencia relativa de diferentes comportamientos asociados con el narcisismo encubierto. La barra más larga muestra el comportamiento más frecuente, mientras que la barra más corta representa el comportamiento menos frecuente. Las gradaciones aclaran las diferencias en la frecuencia de los respectivos comportamientos.

Patrones de comportamiento patológico

Los patrones de comportamiento patológico en el narcisismo se manifiestan en diversas facetas que van más allá de la hipersensibilidad y las dificultades en las relaciones descritas en la sección anterior. Una característica prominente es la discrepancia entre la autopercepción y la realidad. Los afectados tienden a sobreestimar sus propias habilidades, logros e importancia [s4]. A menudo hablan de competencias por encima de la media y exageran sus éxitos, mientras que los fracasos son externalizados, es decir, atribuidos a factores externos. Esta sobreestimación puede manifestarse en fanfarronería y una necesidad excesiva de admiración [s5]. Utilizan un lenguaje que sugiere dominancia y superioridad [s4] y esperan un trato especial que corresponda a su supuesta alta posición [s6]. Al mismo tiempo, existe una marcada actitud de derecho, combinada con la disposición a explotar a otros para alcanzar sus propios objetivos [s4]. Las relaciones a menudo son instrumentalizadas para aumentar su autoestima o obtener ventajas. Por ejemplo, un narcisista podría aprovechar las conexiones profesionales de un amigo sin ofrecer nada a cambio. Otro patrón de comportamiento patológico es la envidia hacia los éxitos de los demás [s4], que a menudo va acompañado de menosprecio y difamación. En lugar de alegrarse por los demás, minimizan o cuestionan sus logros. Esta dinámica destructiva también puede manifestarse en forma de arrogancia y comportamiento condescendiente hacia los demás [s4]. Las opiniones y sentimientos de los otros son ignorados y la crítica se considera un ataque personal

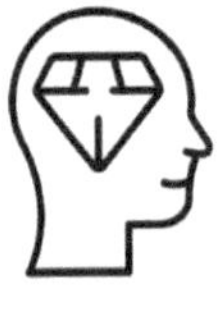

[s5]. Esta falta de empatía, la llamada empatía, es a menudo disfuncional en los narcisistas [s7]. Aunque pueden captar cognitivamente las emociones de los demás, les falta la resonancia emocional y la capacidad de responder adecuadamente [s7]. Esta frialdad emocional puede llevar a problemas significativos en las relaciones interpersonales y agravar los conflictos existentes [s7]. Sin

embargo, la capacidad de empatía no está completamente ausente. Los estudios sugieren que los narcisistas pueden sentir empatía si controlan la situación o si les sirve a sus propios intereses [s7]. Por lo tanto, la empatía se utiliza de manera selectiva y sirve principalmente para satisfacer sus propias necesidades.

Difamación

La difamación es la difusión de afirmaciones falsas y perjudiciales sobre una persona. Los narcisistas a veces recurren a la difamación para desacreditar a otros, especialmente cuando perciben su éxito como una amenaza.

Disfuncional

En el contexto del narcisismo, disfuncional significa que la capacidad de empatía, aunque pueda estar presente, no se utiliza de manera adecuada o efectiva. Puede ser activada o suprimida de manera selectiva, dependiendo de si beneficia al narcisista.

Externalizar

Externalizar es un mecanismo de defensa en el que las personas atribuyen la culpa de sus propios errores, debilidades o fracasos a otras personas o circunstancias externas. Los narcisistas utilizan esto para mantener su autoimagen positiva y evitar críticas.

Instrumentalizar

Las relaciones son a menudo vistas por los narcisistas como un medio para un fin. Explotan a otras personas para alcanzar sus propios objetivos o aumentar su autoestima, sin tener en cuenta las necesidades o sentimientos del otro.

Prevalencia de Rasgos Narcisistas

Distribución de rasgos narcisistas comunes.

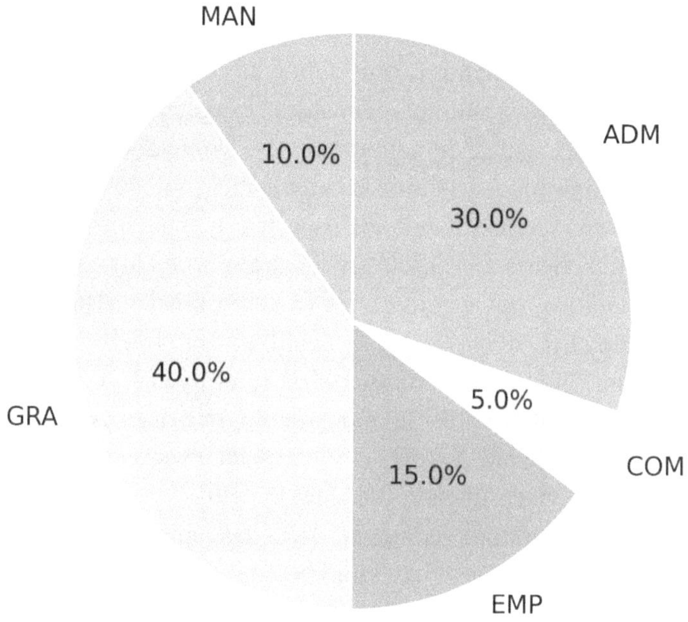

ADM: Necesidad de Admiración
COM: Sentido de Derecho
EMP: Falta de Empatía
GRA: Grandiosidad
MAN: Comportamiento Manipulador

Este gráfico destaca la prevalencia relativa de diferentes rasgos narcisistas. La grandiosidad, que a menudo se manifiesta como un sentido inflado de autoimportancia, ocupa la mayor parte, lo que sugiere que es una característica central. La necesidad de admiración refuerza esta grandiosidad, lo que indica una fuerte dependencia de la validación externa. La falta de empatía, si bien es significativa, representa una porción menor, pero sigue siendo un indicador crucial del trastorno. El comportamiento manipulador y el sentido de derecho, aunque presentes en menor grado, contribuyen a la dinámica interpersonal disfuncional general asociada con el narcisismo. Esta distribución enfatiza la naturaleza multifacética del trastorno y cómo interactúan estos rasgos.

Manifestaciones malignas

Las manifestaciones malignas del trastorno de personalidad narcisista se caracterizan por una combinación de rasgos grandiosos y vulnerables que pueden llevar a comportamientos especialmente destructivos [s8]. La grandiosidad se manifiesta en demandas exageradas, una autoestima desmedida y la necesidad de admiración. La vulnerabilidad, en cambio, se muestra en una hipersensibilidad a la crítica, miedos a la rechazada y una inseguridad latente. Estos dos aspectos aparentemente opuestos se refuerzan mutuamente y dificultan el trato con los afectados. Un narcisista grandioso, por ejemplo, puede menospreciar sistemáticamente los logros de los demás para estabilizar su frágil autoestima y escenificar su propia superioridad. Un problema central de las manifestaciones malignas es la empatía disfuncional [s9] [s10]. Esta capacidad limitada para entender y responder adecuadamente a los sentimientos y necesidades de los demás no se manifiesta necesariamente como una completa falta de empatía. Más bien, los narcisistas pueden utilizar la empatía de manera estratégica, por ejemplo, para manipular a otros o alcanzar sus propios objetivos [s9]. Sin embargo, en situaciones que no prometen beneficios inmediatos o que amenazan su propia percepción grandiosa de sí mismos, la empatía se suprime. Esto puede llevar a un comportamiento imprudente y dañino, ya que las consecuencias para los demás no se perciben emocionalmente. Así, un narcisista podría ignorar o incluso aprovecharse de la situación difícil de un colega si ve en ello una oportunidad para destacarse. Las relaciones interpersonales de las personas con rasgos narcisistas malignos a menudo

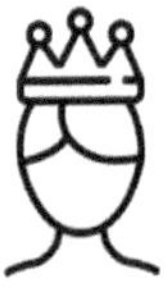

están marcadas por la dominación, la venganza y las transgresiones de límites [s8]. Tienden a controlar e instrumentalizar a otros para satisfacer sus propias necesidades. Las ofensas percibidas a menudo se castigan con una dureza desproporcionada. Esta dinámica conduce a conflictos e inestabilidad en las relaciones, tanto en el ámbito privado como en el profesional. La combinación de una autoimagen grandiosa, inseguridad vulnerable y una capacidad empática restringida convierte las manifestaciones malignas del narcisismo en una forma especialmente difícil de trastorno, que resulta gravosa tanto para los afectados como para su entorno. Tratar con tales personas requiere límites claros y una conciencia de los mecanismos subyacentes.

Empatía disfuncional

La capacidad de sentir empatía no está completamente ausente en los narcisistas, sino que es limitada y dependiente de la situación. Pueden mostrar empatía cuando les beneficia, por ejemplo, para manipular a otros. Sin embargo, en situaciones que amenazan su autoestima, carecen de empatía por los sentimientos y necesidades de los demás.

Manifestaciones malignas

Una forma especialmente grave del trastorno de personalidad narcisista, caracterizada por una combinación de grandiosidad, vulnerabilidad, falta de empatía y comportamientos antisociales. Los afectados pueden ser manipuladores, explotadores e incluso violentos.

Transgresiones de límites

Los narcisistas a menudo no respetan los límites de los demás. Pueden ser intrusivos en las relaciones, tanto emocional como físicamente. Tienden a violar la privacidad de los demás y a ignorar sus necesidades.

Vulnerabilidad

Detrás de la fachada grandiosa se oculta una gran sensibilidad a la crítica y al rechazo. Los narcisistas a menudo reaccionan con ira, vergüenza o desprecio ante la crítica, incluso cuando esta es constructiva. Tienen una profunda necesidad de validación y reconocimiento para estabilizar su frágil autoestima.

Manifestaciones de Narcisismo Maligno

Severidad de los Rasgos Narcisistas

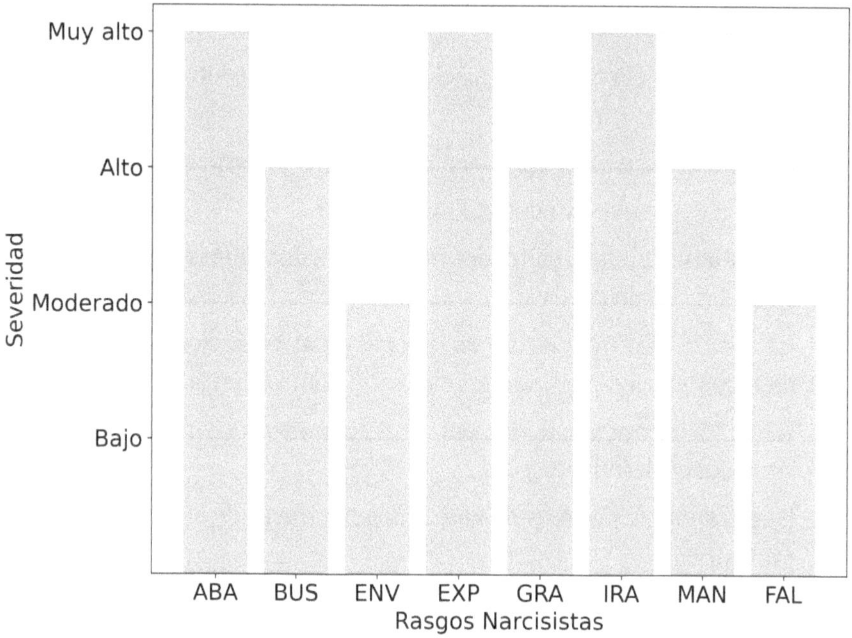

ABA: Búsqueda de atención

BUS: Falta de empatía

ENV: Envidia

EXP: Explotación

FAL: Furia

GRA: Grandiosidad

IRA: Derecho

MAN: Manipulación

Esta gráfica ilustra la severidad variable de los rasgos narcisistas comunes. Una puntuación más alta indica una manifestación más fuerte del rasgo. Si bien todos los individuos pueden exhibir algún nivel de estos rasgos, las puntuaciones significativamente elevadas, particularmente en explotación, derecho y desprecio por los demás, pueden sugerir un patrón más problemático. La combinación de puntuaciones altas en múltiples rasgos justifica una mayor investigación y una posible evaluación profesional.

Consejos concretos

- Reflexiona sobre tus reacciones ante la crítica e identifica patrones recurrentes.
- Practica aceptar la crítica sin tomarla de inmediato de manera personal.
- Imagina que observas la situación desde la perspectiva de un observador neutral.
- Cuestiona tus expectativas hacia los demás y verifica si son realistas.
- Acepta que nadie es perfecto, tú tampoco.
- Concéntrate en las cualidades positivas de los demás y trata de entender su perspectiva.
- Entrena tu autorregulación emocional a través de ejercicios de atención plena o técnicas de relajación como el yoga.
- Lleva un diario para documentar tus sentimientos y reacciones en situaciones desafiantes.
- Busca apoyo en grupos de autoayuda o a través de asesoramiento profesional.
- Enfréntate conscientemente a tus fortalezas y debilidades y desarrolla una autoimagen realista.
- Reflexiona sobre tu uso de las redes sociales y reduce su uso si es necesario.
- Concéntrate en las relaciones sociales reales y cultívalas activamente.
- Aprende a comunicar tus necesidades de manera clara y respetuosa, sin manipular a los demás.

1. 2 Estrategias manipuladoras

Las estrategias manipulativas son una parte integral del trastorno de personalidad narcisista. Los narcisistas las utilizan para satisfacer sus necesidades de admiración y control, a menudo bajo el disfraz de competencia y éxito. Este comportamiento conduce a relaciones disfuncionales y afecta tanto el entorno personal como el profesional. El uso intencionado de símbolos de estatus, la exageración de los propios logros y la elección selectiva de situaciones sociales sirven para mantener una autoimagen grandiosa. Comprenda los mecanismos de la manipulación para protegerse a sí mismo y a los demás.

Los narcisistas no utilizan las posiciones de poder en beneficio de los demás, sino para satisfacer su propia necesidad de control y la confirmación de su grandiosidad.

Técnicas de control psicológico

Las técnicas de control psicológico sirven a los narcisistas para satisfacer sus necesidades de admiración y control. Utilizan estrategias sutiles para manipular a otros y mantener su propia autoimagen exagerada. Un aspecto es la selección selectiva de situaciones sociales. Los narcisistas prefieren entornos donde pueden aumentar su estatus y recibir admiración [s11]. Buscan activamente oportunidades para la autopromoción y evitan situaciones que puedan amenazar su autoimagen. Por ejemplo, un entorno laboral donde pueden demostrar su supuesta superioridad. Otro mecanismo de control es la exageración de sus propias habilidades y logros [s11]. A través de la presentación de una autoimagen grandiosa, intentan impresionar a otros y consolidar su posición. Al mismo tiempo, están muy fijados en símbolos de estatus y jerarquías [s11]. Evalúan a otros según su estatus y tratan de colocarse por encima de ellos. Esta búsqueda de estatus puede llevar a conflictos en contextos inapropiados, como en el entorno privado. El trastorno de personalidad narcisista también se manifiesta en la forma en que manejan la crítica y los límites. Así, los afectados a menudo reaccionan con mecanismos de defensa como la devaluación de otros cuando su autoimagen se ve amenazada [s12]. Pueden oscilar entre la idealización y la devaluación de las personas, dependiendo de si satisfacen sus necesidades [s12]. Les resulta difícil cumplir con reglas y límites [s12], lo que puede llevar a problemas en las relaciones y en el contexto laboral. Su baja tolerancia a la frustración a menudo conduce a estallidos emocionales [s12]. Estos extremos cambios de humor dificultan la construcción de relaciones estables. La falta de disposición para asumir la responsabilidad de sus acciones y la tendencia a culpar a otros agravan esta problemática. Otra característica es la ambivalencia hacia el cambio [s12]. Los narcisistas tienen dificultades para aprender de los errores y ajustar su comportamiento. A menudo rechazan la ayuda y sabotean los intentos de terapia [s12]. Sus distorsiones cognitivas, como el pensamiento en blanco y negro [s12], impiden una autoevaluación realista. Esta percepción distorsionada conduce a expectativas poco realistas y a un constante sentimiento de insatisfacción. La excesiva búsqueda de atención y el desprecio por los límites profesionales [s12] representan una carga especial en el contexto terapéutico. La combinación de estos comportamientos dificulta considerablemente el tratamiento del trastorno de personalidad narcisista. Los afectados se enredan en un ciclo de autoengaño y manipulación, que tiene consecuencias negativas tanto para ellos como para su entorno. Un paso importante para abordar esta problemática es reconocer las estrategias manipulativas y desarrollar mecanismos de afrontamiento saludables.

Cambios de humor

Los narcisistas pueden experimentar cambios de humor extremos entre la euforia y la profunda desesperación. Estos cambios son a menudo impredecibles y están estrechamente relacionados con la confirmación o la contradicción de su autoimagen por parte de otros.

Distorsiones cognitivas

Las distorsiones cognitivas son errores de pensamiento que afectan la percepción de la realidad. En los narcisistas, estas distorsiones a menudo conducen a una autoevaluación poco realista y a la incapacidad de reconocer sus propios errores o aceptar críticas.

Mecanismos de defensa

Los narcisistas utilizan mecanismos de defensa para proteger su frágil autoestima de la crítica y las heridas. Estos mecanismos pueden variar desde la negación y la proyección hasta reacciones agresivas, y sirven para mantener su autoimagen defectuosa.

Tolerancia a la frustración

Los narcisistas a menudo tienen una baja tolerancia a la frustración. Reaccionan desproporcionadamente ante contradicciones o eventos inesperados que no se ajustan a sus expectativas. Esto puede llevar a estallidos de ira, comportamientos agresivos o colapsos emocionales.

Tácticas de control psicológico

Frecuencia, intensidad e impacto de las estrategias de manipulación.

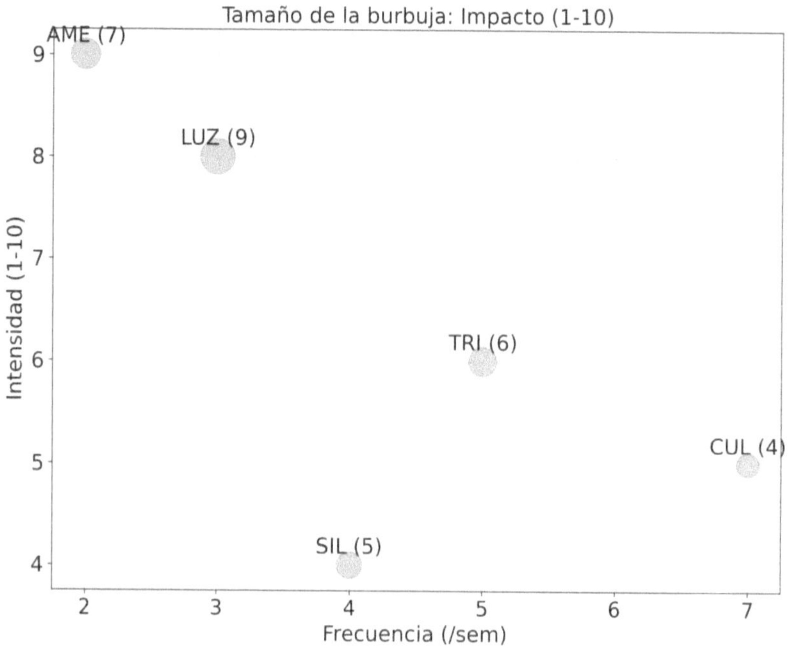

Blasengröße: Impacto (1-10)

AME: Amenazas/Intimidación

LUZ: Luz de gas

TRI: Triangulación

CUL: Culpabilización

SIL: Tratamiento silencioso

El gráfico de burbujas revela un patrón preocupante de manipulación. La luz de gas, aunque se usa con menos frecuencia, exhibe un alto impacto, lo que sugiere su naturaleza insidiosa. La triangulación aparece con frecuencia con intensidad e impacto moderados, lo que indica su papel en la creación de inestabilidad relacional. Si bien la culpa es la táctica más frecuente, su impacto es menor que el de la luz de gas, posiblemente debido a que las víctimas se insensibilizan con el tiempo. Esta visualización destaca la combinación destructiva de frecuencia e impacto en estas tácticas, enfatizando la necesidad de conciencia e intervención.

Ejercicio del poder

El ejercicio del poder es un mecanismo central en la dinámica del trastorno de personalidad narcisista. Para mantener su autoestima exagerada y satisfacer sus necesidades, los narcisistas emplean diversas estrategias para obtener control sobre los demás. Al igual que los "psicópatas empresariales" [s13], a menudo buscan posiciones de liderazgo, no para contribuir al bienestar del grupo, sino para aprovechar su poder en beneficio personal. Pueden ocultar hábilmente sus verdaderas intenciones y presentar una imagen de competencia y éxito [s13], lo que hace que su naturaleza manipuladora a menudo pase desapercibida. Así se genera un desequilibrio en las relaciones interpersonales, donde el narcisista asume el papel dominante e instrumentaliza a los demás. Esta dinámica de poder a menudo se basa en una falta de empatía y remordimiento [s13]. La presión y la intimidación se utilizan para suprimir opiniones divergentes y consolidar el control [s13], lo que puede llevar a consecuencias negativas a largo plazo para todo el entorno, ya sea en el ámbito profesional o personal. El ejercicio del poder no solo influye en el comportamiento del narcisista hacia los demás, sino que también altera su propia percepción y juicio. El poder puede llevar a una disminución de la empatía, lo que hace que los sentimientos de los demás sean menos considerados [s14]. Al mismo tiempo, se genera un sentido de derecho que favorece comportamientos poco éticos, sin que el narcisista reconozca la violación de los principios de equidad [s14]. Este comportamiento autocomplaciente a menudo se manifiesta en la imposición de estrictos estándares morales a los demás, mientras que sus propias acciones no cumplen con esos estándares [s14]. La capacidad de tomar perspectiva y cooperar también se ve afectada por la posición de poder [s14], lo que dificulta la colaboración y la construcción de relaciones estables. El procesamiento de información se vuelve selectivo, centrado en datos que confirman su propia posición de poder y refuerzan prejuicios existentes [s14]. Un narcisista en una posición de poder tiende a evaluar a las personas en su entorno según su estatus y a idealizarlas o menospreciarlas según su utilidad para su

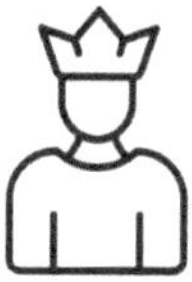

propia grandiositaet [s15]. La competencia se percibe como una amenaza y se combate mediante la descalificación del competidor [s15], para asegurar su propio estatus. Este comportamiento puede proporcionar ventajas a corto plazo en entornos orientados al estatus, pero a largo plazo conduce a la aislamiento social y a la pérdida de prestigio [s15]. Por ejemplo, quien constantemente menosprecia a colegas en un contexto profesional puede fortalecer su posición a corto plazo, pero a largo plazo pierde credibilidad y respeto.

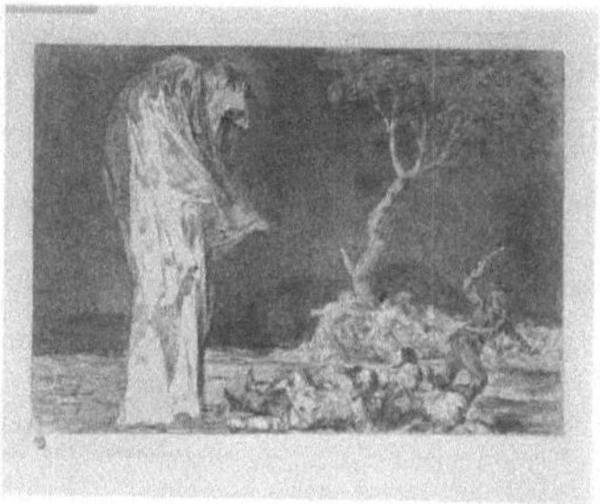

Intimidación [i1]

Bueno saber

Empatía

Los narcisistas a menudo tienen dificultades para sentir empatía, lo que les facilita manipular a otros para sus propios fines sin ser atormentados por sentimientos de culpa.

Principios de equidad

Los narcisistas desatienden los principios de equidad, ya que se consideran por encima de las reglas y justifican sus tácticas manipulativas menospreciando las necesidades de los demás.

Psicópatas empresariales

Este término describe a personas con rasgos psicopáticos que tienen éxito en el mundo empresarial al emplear estrategias manipulativas para alcanzar sus objetivos. Utilizan el encanto y la falta de escrúpulos para controlar y explotar a otros.

Remordimiento

La falta de remordimiento permite a los narcisistas aplicar tácticas manipulativas repetidamente, ya que no internalizan los efectos negativos de sus acciones sobre los demás.

Tomar perspectiva

A los narcisistas les resulta difícil adoptar la perspectiva de los demás, ya que sus estrategias manipulativas se basan en ignorar las necesidades y sentimientos ajenos.

Correlación: Control y Daño en Relaciones Narcisistas

Ilustra la correlación entre las tácticas de control de un narcisista y el daño resultante para la víctima.

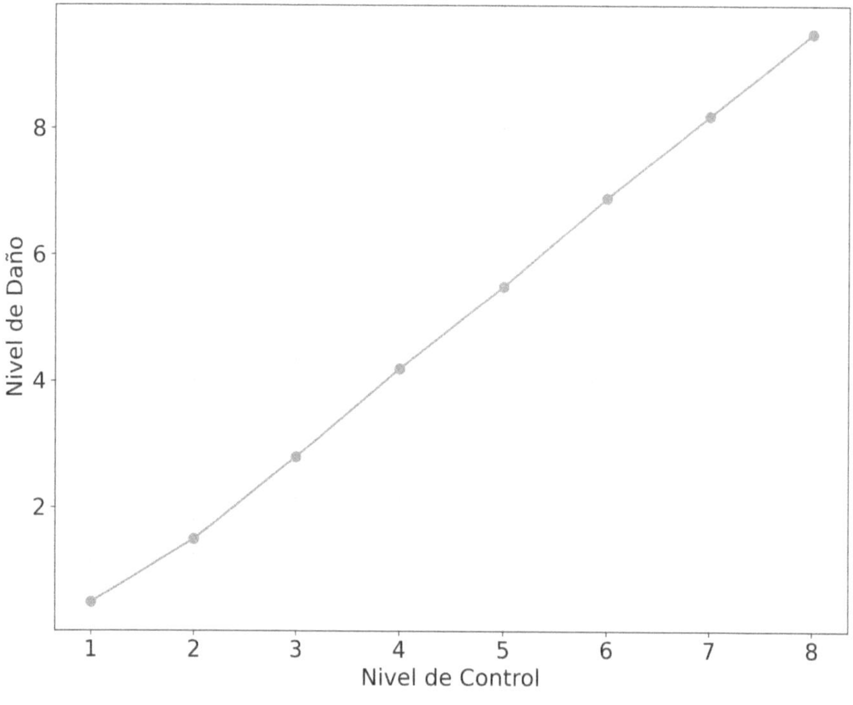

Este gráfico demuestra una correlación positiva entre el ejercicio de control del narcisista y el daño experimentado por su pareja. A medida que aumenta el control, también aumenta el daño. Este daño puede manifestarse de diversas formas, incluyendo angustia emocional, daño psicológico e incluso repercusiones físicas. El gráfico destaca la naturaleza creciente del abuso narcisista y la importancia de reconocer el vínculo entre el control y el daño.

Consejos concretos

- Cambie su actitud interna hacia los símbolos de estatus: defina su autoestima independientemente de las señales externas.
- Practique la humildad: comparta éxitos con otros y reconozca sus contribuciones.
- Enfréntese conscientemente a situaciones que desafían su autoimagen, en lugar de evitarlas: por ejemplo, asista a un taller sobre un tema en el que se sienta inseguro.
- Reemplace las exageraciones con un lenguaje preciso: describa sus logros de manera objetiva y concéntrese en los hechos.
- Reaccione a la contradicción con curiosidad en lugar de defensividad: pregunte por la perspectiva de su interlocutor y trate de entenderla.
- Practique la escucha activa: brinde a su interlocutor toda su atención y trate de captar su mensaje sin interrumpirlo.
- Pida a una persona de confianza una retroalimentación honesta sobre su comportamiento: esté abierto a la crítica constructiva y tómela como una oportunidad para el desarrollo personal.
- Desarrolle una conciencia de sus tendencias manipulativas: preste atención a las situaciones en las que intenta influir o controlar a otros.
- Abórdele el tema de las "relaciones tóxicas": infórmese sobre las características de tales relaciones y reflexione sobre las suyas propias.
- Desarrolle una estrategia para lidiar con los intentos manipulativos de otros: aprenda a establecer límites y a protegerse de la explotación emocional.
- Reflexione sobre sus motivos para ejercer poder: pregúntese qué necesidades busca satisfacer al controlar a otros.

1. 3 Dimensión social

Las normas sociales moldean la expresión de rasgos de personalidad narcisista e influyen en su percepción. Las expectativas culturales sobre los roles de género pueden ocultar la sintomatología y, por lo tanto, llevar a diagnósticos erróneos. La interacción con el entorno social, desde las relaciones familiares hasta el contexto laboral, se ve significativamente afectada por el trastorno de personalidad narcisista. Este capítulo ilumina las complejas dimensiones sociales y culturales del trastorno y sus amplias consecuencias. Comprenda la relevancia social del narcisismo y obtenga una visión de las interacciones multifacéticas de los afectados.

Las normas culturales no solo moldean las manifestaciones individuales del trastorno narcisista de la personalidad, sino que también influyen en su reconocimiento y tratamiento, lo que puede llevar a una comprensión distorsionada del cuadro clínico y a la estigmatización social.

Influjos culturales

Los influjos culturales moldean la percepción y la expresión del narcisismo. Las expectativas culturales sobre los roles de género pueden influir en el procesamiento emocional y, por ende, en la sintomatología. [s16] Por ejemplo, los hombres informan con mayor frecuencia sobre una falta de empathie que las mujeres, posiblemente influenciados por normas sociales que fomentan la reserva emocional en los hombres. Esta diferencia ilustra cómo las influencias culturales pueden afectar la interpretación de criterios diagnósticos. La representación predominante del narcisismo en la literatura especializada, a menudo centrada en rasgos grandiosos y estereotípicamente masculinos, refuerza la suposición de que los hombres son generalmente más narcisistas. [s17] Sin embargo, esta perspectiva pasa por alto las manifestaciones más sutiles y vulnerables en las mujeres, que pueden estar asociadas con características como la timidez y la vergüenza. [s17] Un enfoque unilateral en las formas grandiosas del narcisismo puede llevar a diagnósticos erróneos y a una comprensión incompleta del cuadro clínico. Las normas culturales no solo influyen en la percepción, sino también en el desarrollo de rasgos de personalidad narcisista. Diferentes estilos de crianza y prácticas de socialización para niños y niñas pueden fomentar la manifestación del narcisismo. [s17] Mientras que los niños tienden a inclinarse hacia el narcisismo grandioso, las niñas pueden ser empujadas hacia formas vulnerables debido a las expectativas sociales. La interacción entre rasgos narcisistas e influencias culturales también se manifiesta en la reacción ante comportamientos de dominancia. [s18] Las personas con rasgos narcisistas responden a la dominancia percibida con emociones negativas intensificadas, que a su vez pueden desencadenar comportamientos belicosos. [s18] En culturas jerárquicas, donde la dominancia y el estatus juegan un papel más importante, estos patrones de reacción podrían ser más pronunciados y llevar a conflictos. Por lo tanto, considerar los factores culturales es esencial para una comprensión integral y un tratamiento adecuado del trastorno de personalidad narcisista. El enfoque debe estar en la dinámica individual entre rasgos de personalidad, influencias culturales y factores situacionales para captar la complejidad del cuadro clínico. Otro aspecto de los influjos culturales se manifiesta en el aumento generacional del narcisismo, especialmente en sociedades occidentales. [s19] Este aumento, medido a través de los resultados de pruebas de personalidad en estudiantes durante las últimas décadas, podría indicar un cambio en los valores y normas sociales. La creciente individualización y el enfoque en la autorrealización podrían favorecer el desarrollo de rasgos de personalidad narcisista. Esta tendencia subraya la importancia de considerar los cambios culturales en el diagnóstico y tratamiento del narcisismo. La investigación futura debería examinar más de cerca la influencia de los factores socioculturales en la sintomatología del trastorno de personalidad narcisista. [s16] Una comprensión más profunda de las influencias culturales puede contribuir a mejorar los métodos de diagnóstico y tratamiento, así como a desarrollar intervenciones culturalmente sensibles.

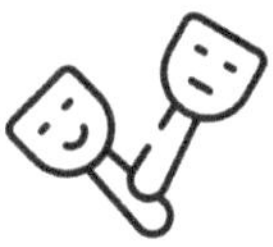

Bueno saber

Criterios diagnósticos

Los criterios diagnósticos son características y síntomas específicos que se utilizan para diagnosticar un trastorno mental como el trastorno de personalidad narcisista. Los influjos culturales pueden influir en la interpretación de estos criterios.

Individualización

La individualización es una tendencia social que enfatiza las necesidades, objetivos y autorrealización individuales. Este enfoque creciente en el yo podría favorecer el desarrollo de rasgos de personalidad narcisista en culturas occidentales.

Prácticas de socialización

Las prácticas de socialización son los métodos y procesos a través de los cuales los individuos aprenden las normas, valores y comportamientos de su cultura. Diferentes prácticas de socialización para niños y niñas pueden influir en la manifestación del narcisismo.

Manifestaciones vulnerables

Las manifestaciones vulnerables del narcisismo se refieren a una forma del trastorno caracterizada por la inseguridad, la timidez y la vergüenza, en contraste con las manifestaciones grandiosas, que están asociadas con sentimientos de superioridad y autoconfianza. Las expectativas sociales pueden influir en el desarrollo de estas manifestaciones.

Influencias culturales en el comportamiento narcisista

Comparación de valores culturales y narcisismo.

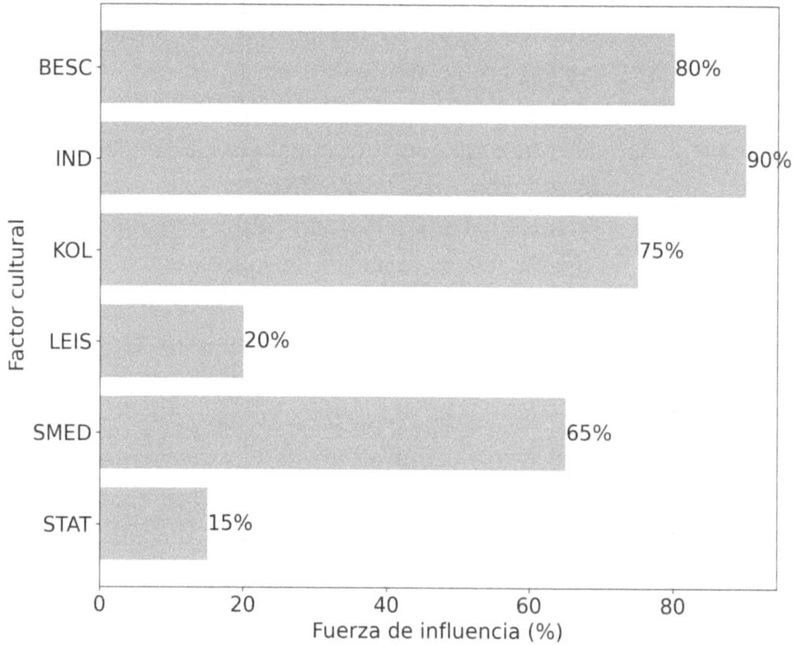

BESC: Modestia | IND: Individualismo
KOL: Colectivismo | LEIS: Presión de rendimiento
SMED: Redes sociales | STAT: Orientación al estatus

El individualismo se correlaciona positivamente con las tendencias narcisistas, mientras que el colectivismo se correlaciona negativamente. Las sociedades que se centran en el rendimiento y el estatus parecen reforzar los rasgos narcisistas, mientras que las culturas que enfatizan la modestia y la armonía social tienden a atenuarlos. Se presenta la influencia de las redes sociales como un factor que refuerza los comportamientos narcisistas.

Dinámicas sociales

Las interacciones sociales de las personas con trastorno de personalidad narcisista a menudo están marcadas por patrones específicos. La falta de empatía puede llevar a dificultades en las relaciones interpersonales y favorecer comportamientos agresivos [s20]. Al mismo tiempo, la empatía puede actuar como un factor de protección contra tales tendencias [s20]. Esto demuestra cuán importante es el desarrollo de la capacidad de empatía en el manejo del trastorno. El comportamiento social de los afectados también suele caracterizarse por una discrepancia entre acciones prosociales y su motivación. Un comportamiento externamente positivo puede surgir de motivos egoístas, como la búsqueda de reconocimiento o el mantenimiento de una determinada imagen [s20]. Esta ambivalencia dificulta la interpretación de señales sociales y conduce a malentendidos en la interacción con los demás. Comprender esta dinámica compleja no solo es útil para los externos, sino también para el trabajo terapéutico con los afectados. En la terapia, se puede trabajar específicamente en la mejora de la capacidad de empatía y en el desarrollo de motivaciones auténticas y no instrumentales para el comportamiento prosocial [s20]. Otro aspecto de las dinámicas sociales se manifiesta en relación con la criminalidad. Estudios demuestran una relación entre el trastorno de personalidad narcisista y un mayor riesgo de comportamiento delictivo, especialmente en casos de narcisismo severo [s20]. Esto subraya la relevancia del trastorno no solo para el entorno individual de los afectados, sino también para la sociedad. Alguien que busca constantemente validación y admiración en las interacciones sociales puede reaccionar de manera inapropiada a la crítica o al rechazo. Un conflicto aparentemente menor puede escalar rápidamente. La comprensión de que los rasgos narcisistas pueden aumentar la probabilidad de comportamiento delictivo resalta la necesidad de intervención temprana y medidas terapéuticas adecuadas.

Bueno saber

Comportamiento prosocial

Acciones que tienen como objetivo ayudar a otras personas o hacerles el bien. En personas con trastorno de personalidad narcisista, el comportamiento prosocial a menudo puede estar influenciado por motivos egoístas, como el deseo de reconocimiento.

Criminalidad

En relación con el trastorno de personalidad narcisista, la criminalidad se refiere a la mayor probabilidad de que los afectados con narcisismo pronunciado cometan delitos.

Dinámica Social del Narcisismo

Influencia, alcance e intensidad de las interacciones narcisistas.

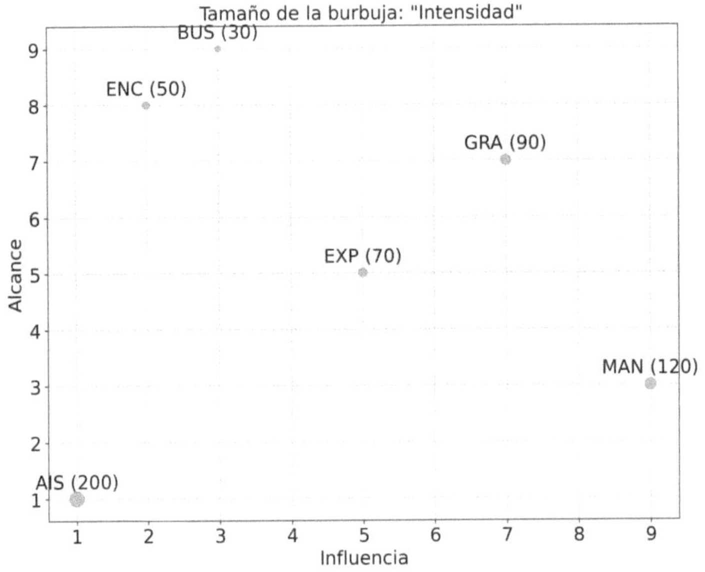

Blasengröße: Intensidad

AIS: Rabia Aislada

ENC: Encantador

GRA: Grandioso

BUS: Buscador de Atención

EXP: Explotador

MAN: Manipulador

Las burbujas más grandes indican interacciones más intensas, mientras que su posición muestra el alcance y la influencia del individuo. Los grupos de burbujas sugieren estrategias sociales particulares, como una alta influencia/bajo alcance que representa una manipulación enfocada, mientras que un alto alcance/baja intensidad podría indicar un encanto superficial utilizado para una gestión de impresión más amplia. Las burbujas lejos de otras podrían indicar individuos aislados con interacciones intensas pero limitadas.

Impactos sociales

El trastorno de personalidad narcisista (TPN) no solo afecta a los propios individuos, sino que también impacta su entorno social y la sociedad en general. Las dificultades en las relaciones interpersonales, que surgen de la falta de empathie y la tendencia a comportamientos manipulativos, afectan a parejas, familiares, amigos y colegas. [s21] Las relaciones inestables y los conflictos frecuentes pueden llevar a la aislamiento social de los afectados, al mismo tiempo que generan una carga emocional significativa en su entorno. También en el contexto laboral se manifiestan los efectos: la incapacidad para aceptar críticas constructivas y la exagerada expectativa hacia los demás pueden dificultar la colaboración y provocar problemas laborales. [s21] Esto puede resultar en conflictos en el lugar de trabajo, pérdida de empleo y dificultades financieras, que a su vez pueden sobrecargar a la sociedad debido al aumento en la demanda de servicios sociales. Otro aspecto social es la alta utilización del sistema de salud por parte de personas con TPN. [s21] La tendencia a reacciones dramáticas y las dificultades para seguir instrucciones médicas llevan a visitas más frecuentes al médico y hospitalizaciones, lo que incrementa los costos en el sector salud. Además, la falta de confianza dificulta el establecimiento de una relación terapéutica, lo que complica y prolonga el tratamiento del TPN. [s21] Las diferencias de género en la sintomatología también influyen en la percepción social y el manejo del trastorno. Por ejemplo, los hombres con TPN pueden mostrar la envidia como un signo más evidente de la gravedad del trastorno que las mujeres. [s22] Esto puede llevar a que el trastorno sea reconocido y tratado más temprano en hombres debido a la manifestación más pronunciada del síntoma de envidia. Los diferentes mecanismos subyacentes al TPN en hombres y mujeres requieren enfoques diagnósticos y terapéuticos diferenciados para atender las necesidades individuales y evitar la estigmatización social. [s22] En una sociedad que depende cada vez más de la cooperación y la empatía, los efectos del TPN representan una carga social y económica relevante. Por lo tanto, el reconocimiento temprano del trastorno y el desarrollo de estrategias efectivas para tratar con los afectados en el entorno privado y laboral son de gran importancia. Fomentar la empatía y la competencia social desde la infancia podría contribuir a minimizar los impactos sociales del TPN a largo plazo.

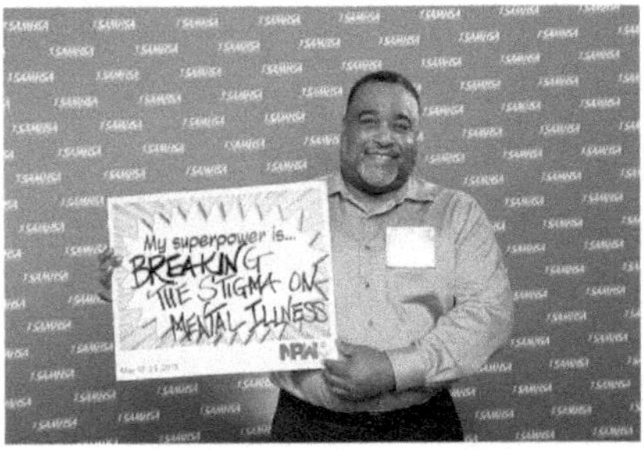

estigmatización [i2]

Bueno saber

Estigmatización

La evaluación negativa y la discriminación de personas debido a ciertas características o propiedades. En relación con el TPN, la estigmatización puede llevar a que los afectados se sientan avergonzados de buscar ayuda o sean excluidos por otros.

Manipulativo

Se refiere a comportamientos que buscan controlar o influir en otras personas, a menudo mediante engaño o explotación. En el contexto del TPN, el comportamiento manipulativo puede ser utilizado para satisfacer las necesidades de la persona narcisista a expensas de otros.

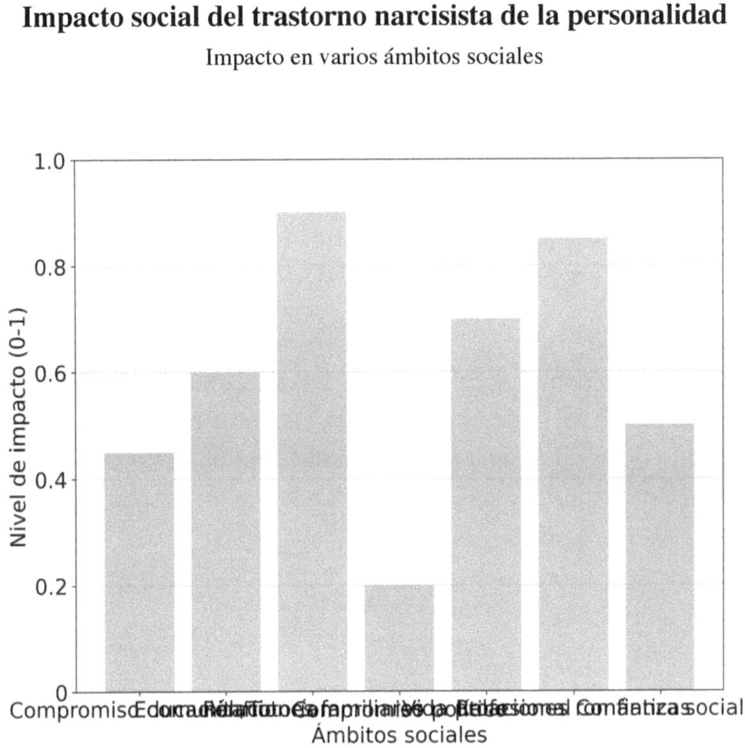

Com: Compromiso comunitario
Edu: Educación/Tutoría
Fam: Relaciones familiares
Pol: Compromiso político
Pro: Vida profesional
Rom: Relaciones románticas
Tru: Confianza social

Este gráfico destaca el impacto negativo significativo del TNP en varias esferas sociales. Las relaciones interpersonales sufren mucho, como lo indica el alto impacto en la familia y las parejas románticas. El ámbito profesional también se ve considerablemente afectado, probablemente debido a las dificultades con la colaboración y la empatía. Si bien la confianza social y el compromiso comunitario muestran un impacto moderado, sugiere que el TNP puede erosionar la cohesión social. El impacto relativamente menor en el compromiso político podría deberse a diferentes niveles de manifestación del TNP o a una investigación limitada en esta área. En general, los datos enfatizan los efectos generalizados y perjudiciales del TNP en las personas y la sociedad.

Consejos concretos

- Comprométase en un trabajo voluntario que le ayude a desviar el enfoque de sí mismo hacia los demás.
- Asista a un taller o seminario sobre "Comunicación No Violenta" para mejorar sus habilidades de comunicación y desarrollar empatía.
- Inicie en su entorno grupos de conversación sobre los ideales de belleza en la sociedad y su influencia en la autoestima.
- Desarrolle una sensibilidad hacia las formas sutiles de narcisismo observando cómo las personas en su entorno reaccionan ante los elogios y las críticas.
- Cuestione la representación del éxito y el estatus en los medios y reflexione sobre su influencia en sus propios valores.
- Fomente en su entorno una cultura de aprecio, donde se reconozcan tanto las fortalezas como las debilidades individuales.
- Reflexione sobre cómo las normas y expectativas sociales influyen en su propio comportamiento y autopercepción.
- Comprométase activamente con la igualdad de género para romper estereotipos de roles.
- Apoye iniciativas que aboguen por más justicia social e igualdad de oportunidades.
- Desarrolle una atención hacia el lenguaje que utiliza y evite formulaciones que menosprecien o descalifiquen a otros.
- Cree en su entorno espacios para conversaciones abiertas y honestas sobre la salud mental.
- Reflexione sobre cómo puede contribuir a una sociedad más inclusiva que acepte a personas con diferentes estructuras de personalidad.

Revisión - 1. Manifestaciones del trastorno

Los trastornos de personalidad narcisista se manifiestan en patrones de comportamiento diversos y a menudo sutiles. Van desde una sensibilidad excesiva a la crítica, que puede expresarse en un retiro o en comportamientos agresivos, hasta una grandiosa sobreestimación de uno mismo, que conlleva una necesidad desmedida de admiración. Estos comportamientos no solo son una carga para el entorno de los afectados, sino que también dificultan la construcción y el mantenimiento de relaciones saludables. Para enfrentar estos desafíos, es importante comprender las diferentes manifestaciones del trastorno y desarrollar estrategias para lidiar con ellas. Un primer paso consiste en reconocer y proteger los propios límites. Si te encuentras en una relación con una persona de rasgos narcisistas, asegúrate de no descuidar tus propias necesidades. Comunica tus límites de manera clara y contundente y no te dejes manipular ni presionar. Busca apoyo en amigos, familiares o terapeutas profesionales para reflexionar sobre tu situación y desarrollar opciones de acción.

La dificultad en el trato con personalidades narcisistas radica a menudo en la discrepancia entre la fachada pública y la frágil autoestima que se encuentra detrás. Los afectados pueden parecer encantadores y carismáticos, pero al mismo tiempo pueden ser manipuladores y explotadores. Tienden a instrumentalizar las relaciones para satisfacer sus propias necesidades de reconocimiento y validación. Por lo tanto, presta atención a los patrones recurrentes en la interacción. ¿Te hacen constantemente responsable de los problemas de los demás? ¿Te sientes emocionalmente agotado e incomprendido después de las conversaciones? Tales señales pueden indicar una dinámica poco saludable. Intenta observar la situación de manera objetiva y no dejarte deslumbrar por un encanto superficial. Documenta, si es necesario, incidentes concretos para tener una imagen clara de la situación. Esto puede ayudarte a mantener tus límites y protegerte de la explotación emocional.

En el contexto laboral, el ejercicio del poder por parte de líderes narcisistas puede llevar a un clima laboral tóxico. Los afectados a menudo abusan de su posición para controlar e intimidar a los empleados. Renuentes a delegar responsabilidades, reclaman los éxitos de otros para sí mismos y reaccionan de manera sensible a la crítica. Si trabajas en un entorno así, es importante no dejarte involucrar en juegos de poder. Concéntrate en tus tareas y documenta cuidadosamente tus logros. Busca el intercambio con colegas de confianza y no dudes en buscar ayuda profesional si experimentas acoso o cualquier otra forma de violencia psicológica. Aquí también se aplica: establece límites claros y no te dejes intimidar.

Lidiar con los trastornos de personalidad narcisista es un desafío que debe abordarse tanto en el ámbito privado como en el profesional. Al comprender las diferentes manifestaciones del trastorno y proteger tus propios límites, puedes resguardarte de los efectos negativos y construir relaciones saludables. No olvides que no estás solo. Existen numerosos recursos y opciones de apoyo que pueden ayudarte a manejar esta dinámica compleja. Invierte en tu salud emocional y bienestar: vale la pena.

2. Narcisismo en las relaciones familiares

¿Cómo influye una persona que se considera el centro del mundo en sus familiares más cercanos? En las familias se forman los primeros y más influyentes patrones de relación que nos acompañan toda la vida. Especialmente donde faltan límites saludables y la autoestima se convierte en un bien escaso, a menudo se desarrollan heridas intergeneracionales. Los sutiles mecanismos de las dinámicas familiares tóxicas suelen permanecer sin ser reconocidos durante mucho tiempo y se transmiten de manera inconsciente. ¿Qué sucede cuando el puerto seguro de la familia se convierte en el origen de heridas emocionales?

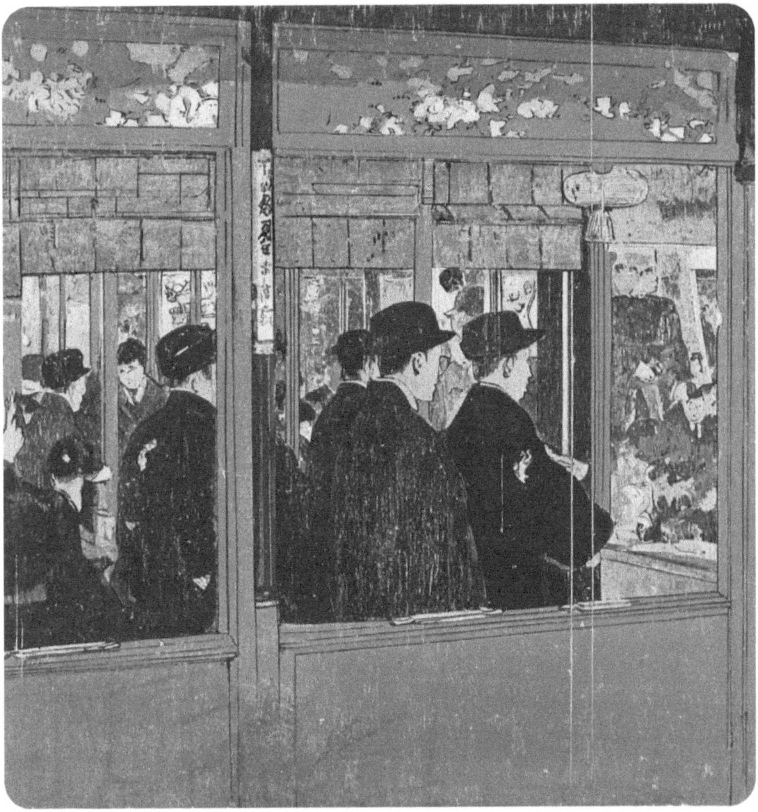

2. 1 Padres narcisistas

Los padres narcisistas moldean a sus hijos a través de una relación paradójica de empatía simulada y necesidades emocionales insatisfechas. La presión por el rendimiento, la búsqueda de reconocimiento y expectativas poco realistas determinan la relación y a menudo conducen a imágenes distorsionadas de uno mismo y a la disfunción emocional en los niños. Esta dinámica influye de manera duradera en el desarrollo de la empatía y en la configuración de las relaciones interpersonales. La transmisión transgeneracional de patrones de comportamiento y conflictos no resueltos perpetúa esta problemática a lo largo de las generaciones. Los padres transmiten inconscientemente sus propias marcas y traumas a sus hijos, lo que puede dar lugar a problemas de relación recurrentes y cargas emocionales. Este capítulo ilumina los complejos efectos de los padres narcisistas y ofrece perspectivas sobre la génesis y las consecuencias de esta dinámica familiar. Comprenda los mecanismos para contextualizar sus propias experiencias y encontrar un camino hacia relaciones más saludables.

Los niños de padres narcisistas aprenden a regular su autoestima a través de la validación externa, ya que les falta el reconocimiento parental.

Patrones de comportamiento paterno

Los padres narcisistas a menudo muestran una relación paradójica con la empathie [s23]. Pueden simular empatía cuando sirve a sus objetivos, pero las verdaderas necesidades emocionales de sus hijos permanecen insatisfechas [s23]. Esta aparente contradicción marca de manera duradera la relación entre padre e hijo y conduce a dificultades en los niños para reconocer y expresar sus propias emociones [s23]. La relación a menudo está marcada por la presión por el rendimiento y la búsqueda de reconocimiento paternal, menos por el apoyo emocional [s23]. Un niño que constantemente intenta cumplir con las expectativas poco realistas de un padre narcisista desarrolla una autoimagen distorsionada, que está estrechamente vinculada al reconocimiento paterno [s23]. Por ejemplo, un padre puede esperar que su hijo obtenga excelentes calificaciones en la escuela, no por orgullo en el rendimiento del niño, sino para elevar su propio ego a través del éxito del hijo. Esta dinámica conduce a una dysregulation en el niño y afecta a largo plazo su capacidad para la empatía y la formación de relaciones interpersonales [s23]. La incapacidad parental para responder empáticamente a las necesidades del niño refuerza la búsqueda de validación externa en la edad adulta [s24]. El niño aprende a regular su autoestima a través del reconocimiento externo, ya que la validación parental estuvo ausente [s24]. Las consecuencias varían desde una autoestima exagerada hasta sentimientos persistentes de inferioridad [s24]. La sobreprotección por parte del padre, como la intervención constante en los conflictos del niño, puede obstaculizar el desarrollo de una autoimagen realista y de autodisciplina [s25]. Al mismo tiempo, la admiración paternal excesiva fomenta visiones de uno mismo poco realistas, que más tarde en el contexto social pueden llevar a sentimientos de inferioridad cuando la realidad no confirma las ideas idealizadas [s25].

Conductas Paternales Narcisistas

Distribución de las conductas paternales narcisistas.

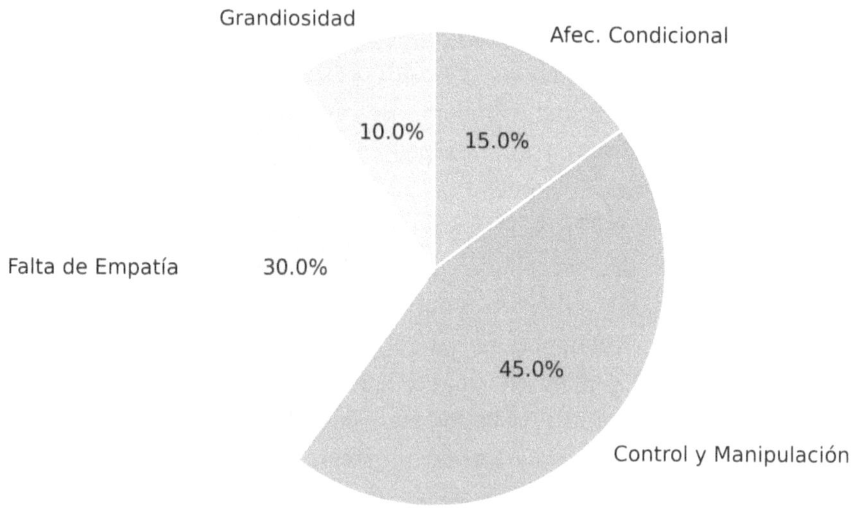

Afec. Condicional: Afecto Condicional

Control y Manipulación: Control y Manipulación

Falta de Empatía: Falta de Empatía

Grandiosidad: Grandiosidad

Este gráfico destaca la prevalencia de ciertas conductas narcisistas en los padres. El predominio del 'Control y Manipulación' sugiere una tendencia a ejercer poder sobre los miembros de la familia. La 'Falta de Empatía' subraya la dificultad que tienen estos padres para comprender y responder a las necesidades emocionales de sus hijos. Si bien el 'Afecto Condicional' es menos prominente que el control, todavía contribuye significativamente a un entorno inestable y emocionalmente dañino para los niños. La 'Grandiosidad', aunque presente, puede manifestarse de forma más sutil dentro de la dinámica familiar. En general, el gráfico muestra una imagen de un entorno familiar dominado por las necesidades y el ego del padre, potencialmente a expensas del bienestar emocional de los niños.

Transmisión transgeneracional

La transmisión transgeneracional describe la transferencia de patrones de comportamiento, reacciones emocionales y conflictos inconscientes a lo largo de varias generaciones. Los padres no solo transmiten genes, sino también sus propias impresiones, traumas y conflictos no resueltos [s26]. Esta transmisión ocurre principalmente de manera inconsciente y se manifiesta en la forma en que los padres interactúan con sus hijos, las expectativas que tienen sobre ellos y las reacciones emocionales que provocan en ellos [s27]. Una madre que, por ejemplo, estuvo bajo la constante presión de cumplir con las expectativas de su propia madre, podría dirigir inconscientemente demandas de rendimiento similares a su hijo [s27]. La experiencia de parentificación, donde los niños deben asumir roles parentales a una edad temprana, también se ve frecuentemente afectada por la transmisión transgeneracional [s28]. Si un padre fue parentificado en su infancia, existe el riesgo de que imponga expectativas similares a sus propios hijos, empujándolos así a un rol de responsabilidad inapropiado para su edad [s28]. Se genera un ciclo que puede tener efectos negativos en el desarrollo infantil. La percepción de la parentificación por parte del niño, incluidos los posibles beneficios, influye en las consecuencias a largo plazo para su salud mental [s28]. Para romper este ciclo, es importante tomar conciencia de la propia historia familiar y de los patrones que contiene. Una reflexión sobre el propio comportamiento educativo y las motivaciones subyacentes puede ayudar a evitar transferencias negativas y establecer nuevos patrones de relación más saludables.

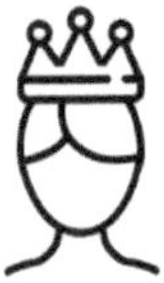

Bueno saber

Parentificación

Describe la situación en la que un niño se ve obligado a asumir el rol de un padre y a hacerse responsable de las necesidades emocionales o físicas de los padres o hermanos. Esto puede afectar el desarrollo infantil y llevar a problemas en la edad adulta.

Transmisión transgeneracional

Se refiere a la transferencia de problemas emocionales no resueltos, comportamientos y traumas de una generación a la siguiente, a menudo de manera inconsciente a través de la crianza y la interacción. Esto puede llevar a patrones similares en las relaciones y en el manejo de las emociones.

Transmisión Intergeneracional de Rasgos Narcisistas

Correlación entre rasgos narcisistas parentales y dificultades de regulación emocional de la descendencia.

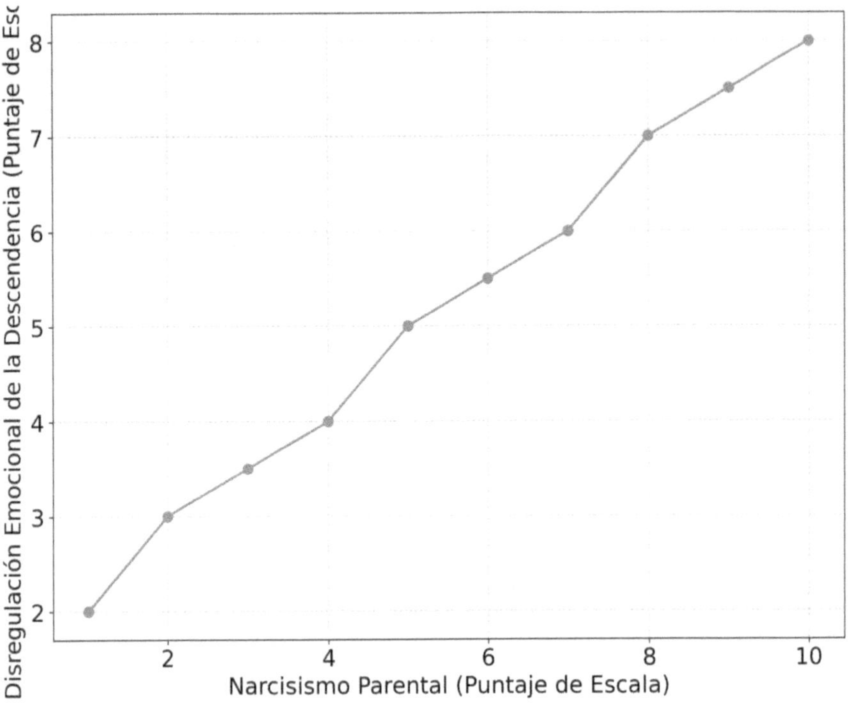

El gráfico indica una correlación positiva. Los niveles más altos de rasgos narcisistas en los padres se asocian con mayores dificultades en la regulación emocional de sus hijos. Esto sugiere que los hijos de padres narcisistas pueden ser más susceptibles a desarrollar desafíos para manejar sus emociones, lo que podría generar dificultades en las relaciones interpersonales y el bienestar general. Se necesita más investigación para explorar los factores mediadores y las posibles intervenciones.

Consejos concretos

- Visualiza tus recuerdos de infancia en relación con tus padres y anota las situaciones recurrentes que te han dejado una sensación incómoda.
- Imagina a tu niño interior y reflexiona sobre el consuelo y el apoyo que necesita de ti como adulto.
- Escribe una carta a tus padres (sin enviarla) en la que expreses tus sentimientos y necesidades insatisfechas.
- Desarrolla rituales de autocuidado que te ayuden a encontrar estabilidad emocional, como un baño relajante o un paseo por la naturaleza.
- Visualízate en una situación de fortaleza e independencia de la opinión de tus padres.
- Define tus propios valores y metas de vida, independientemente de las expectativas de tus padres.
- Busca el contacto con personas que te ofrezcan reconocimiento y apoyo incondicional.
- Permítete reconfigurar la relación con tus padres estableciendo límites claros y comunicando tus necesidades.
- Acepta que no puedes cambiar el pasado, pero tienes el poder de determinar tu futuro.
- Concéntrate en tus propias fortalezas y logros y celébralos, sin importar la reacción de tus padres.
- Desarrolla compasión por tus padres y su propia historia, sin excusar su comportamiento.
- Considera la relación con tus padres como una oportunidad de aprendizaje para el crecimiento personal y el autodescubrimiento.
- Despréndete emocionalmente de la idea de necesitar el reconocimiento de tus padres.

2. 2 Impacto en los niños

El narcisismo en las relaciones familiares afecta de manera masiva el desarrollo infantil. La negligencia emocional, el afecto instrumentalizado y el control excesivo moldean la autoimagen del niño y a menudo conducen a trastornos de apego, disfunción emocional y mecanismos de afrontamiento disfuncionales. Las consecuencias van desde una percepción distorsionada de uno mismo y falta de empatía hasta dificultades en las relaciones sociales y en la salud mental. Este capítulo ilumina los complejos efectos del narcisismo parental en los niños y allana el camino para una comprensión más profunda de la problemática.

Para mitigar los efectos negativos de las personas de referencia narcisistas, los niños deben aprender a reconocer, expresar y priorizar sus propias necesidades, en lugar de someterlas constantemente a los caprichos de la persona narcisista.

Desarrollo emocional

El desarrollo emocional de los niños que crecen con figuras de apego narcisistas a menudo se caracteriza por dificultades específicas. Un nivel excesivo de admiración o, por el contrario, la negligencia por parte de los padres puede llevar a una auto-percepción distorsionada. [s29] Así, los niños pueden desarrollar expectativas poco realistas sobre sí mismos y los demás. En lugar de aprender empatía y habilidades sociales, pueden desarrollar una autoestima exagerada, combinada con una falta de empatía. [s30] Esto se manifiesta en dificultades para reconocer las emociones de los demás y responder de manera adecuada. Una figura de apego narcisista tiende a priorizar sus propias necesidades sobre las del niño. Las necesidades del niño de apoyo emocional y validación a menudo no se satisfacen adecuadamente. Esto puede llevar a una disfunción emocional, que se expresa en cambios de humor extremos, arrebatos de ira o aislamiento. [s31] El niño no aprende a regular sus emociones de manera adecuada, ya que carece de modelos a seguir y apoyo necesarios. En su lugar, puede desarrollar mecanismos de afrontamiento disfuncionales, como la adaptación excesiva o el comportamiento agresivo. Un desarrollo emocional saludable requiere la capacidad de percibir las emociones de manera diferenciada y expresarlas de forma adecuada a la situación. Los niños de padres narcisistas a menudo tienen dificultades para desarrollar estas habilidades. Por ejemplo, pueden tener problemas para permitir sentimientos como la tristeza o el miedo, y los ocultan tras una fachada de fortaleza o indiferencia. A largo plazo, esto puede llevar a problemas en las relaciones interpersonales, en la autoestima y en la salud mental. Un apoyo temprano a través de intervenciones terapéuticas puede ayudar a los niños a desarrollar estrategias saludables de regulación emocional y mitigar los efectos negativos del narcisismo parental en su desarrollo emocional.

Auto-percepción distorsionada

Una imagen poco realista de uno mismo, que a menudo surge de la manipulación y el abuso por parte de un padre narcisista. Los niños pueden percibirse a sí mismos como excesivamente importantes o sin valor, dependiendo de los caprichos del padre narcisista.

Intervenciones terapéuticas

Tratamientos profesionales que buscan aliviar o curar problemas psicológicos. Las intervenciones terapéuticas pueden ayudar a los niños de padres narcisistas a lidiar con las consecuencias emocionales y desarrollar mecanismos de afrontamiento saludables.

Impacto en el Desarrollo Emocional (Padre Narcisista)

Impacto de la crianza narcisista en el desarrollo emocional de los niños en diferentes ámbitos.

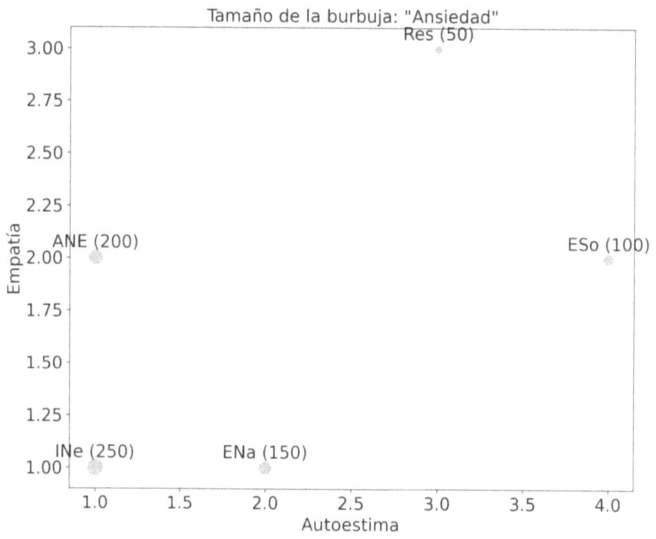

Blasengröße: Ansiedad

ANE: Ansiedad/Negligencia Emocional

ENa: Efectos Narcisistas

ESo: Efectos Sociales

INe: Negatividad Internalizada

Res: Resiliencia

Este gráfico visualiza el impacto potencial de la crianza narcisista en el desarrollo emocional de un niño. Las burbujas más grandes indican un efecto negativo más pronunciado. La alta autoestima junto con la poca empatía sugiere una tendencia hacia rasgos narcisistas aprendidos del padre. Por el contrario, la baja autoestima combinada con una alta ansiedad apunta a internalizar la negatividad del padre. El impacto variable en los diferentes ámbitos emocionales destaca los efectos complejos y matizados de este estilo de crianza.

Trastornos del apego

El narcisismo parental puede afectar gravemente el desarrollo infantil y favorecer los trastornos del apego. La frustración crónica de las necesidades fundamentales de interacción recíproca y afecto emocional impide el desarrollo de un apego seguro. En lugar de experimentar cercanía y seguridad saludables, el niño enfrenta rechazo o afecto instrumentalizado, que está condicionado. Así, aprende desde temprano a reprimir sus propias necesidades y a adaptarse a los caprichos del cuidador narcisista para obtener al menos un mínimo de afecto. Este esfuerzo de adaptación se realiza a expensas del desarrollo auténtico del niño. Las experiencias tempranas de este tipo moldean la capacidad de relación posterior. La negligencia, la frialdad emocional o incluso el abuso conducen a patrones de apego inseguros, ya sea evitativos o ansiosos-ambivalentes. Un niño con un estilo de apego evitativo suprime sus necesidades de cercanía y evita relaciones cercanas, ya que teme el rechazo. En cambio, un niño con estilo de apego ansioso-ambivalente se aferra y busca constantemente confirmación, ya que es inseguro sobre la disponibilidad del cuidador. Ambos patrones dificultan relaciones estables y satisfactorias en la vida posterior. El niño en crecimiento desarrolla una autoimagen negativa y una percepción distorsionada de las relaciones. También espera abuso o rechazo en futuras relaciones y actúa en consecuencia. Estas expectativas negativas a menudo se convierten en profecías autocumplidas. La falta de cercanía emocional y responsabilidad de los cuidadores también afecta la capacidad de autoregulación. El niño no ha aprendido a manejar sus propias emociones, ya que no ha recibido un reflejo y apoyo adecuados. Los arrebatos de ira, la depresión o el retiro a un mundo de fantasía pueden ser el resultado. Las experiencias negativas en la infancia se acumulan y agravan los síntomas de un trastorno del apego. Afectan la capacidad de autorreflexión y procesamiento emocional. Un adolescente que ha crecido en una

familia marcada por el narcisismo puede tener dificultades para reconocer sus propios errores, asumir responsabilidades o empatizar con los demás. Reacciona en situaciones de estrés con miedo excesivo, agresión o retiro. Una intervención terapéutica temprana puede ayudar al niño a recuperar experiencias de apego seguro y desarrollar estrategias de afrontamiento saludables. En terapia, puede aprender a reconocer y expresar sus propias necesidades, autorregularse y construir relaciones saludables. Los padres pueden ser apoyados paralelamente para reflexionar sobre sus propios patrones narcisistas y cambiar su estilo de crianza.

Bueno saber

Afecto instrumentalizado

El afecto que los padres narcisistas muestran a sus hijos a menudo está condicionado y sirve para la manipulación. Los niños aprenden a ajustar su comportamiento para obtener este afecto, lo que perjudica su desarrollo auténtico.

Autoregulación

Debido a la falta de apoyo emocional por parte de padres narcisistas, los niños afectados tienen dificultades para regular sus emociones. Esto puede llevar a arrebatos de ira, depresión o aislamiento social.

Estilo de apego ansioso-ambivalente

Los niños que desarrollan un estilo de apego ansioso-ambivalente se aferran a los cuidadores y buscan constantemente confirmación, ya que son inseguros sobre su disponibilidad. Oscilan entre la cercanía y la distancia.

Trastorno del apego

Los niños de padres narcisistas a menudo desarrollan dificultades para establecer relaciones estables y saludables, ya que sus necesidades emocionales no fueron satisfechas adecuadamente en la infancia. Esto puede manifestarse en patrones de apego inseguros, caracterizados por miedo al rechazo o apego excesivo.

Impacto del narcisismo parental en el apego infantil

Problemas de apego por estilo de crianza narcisista

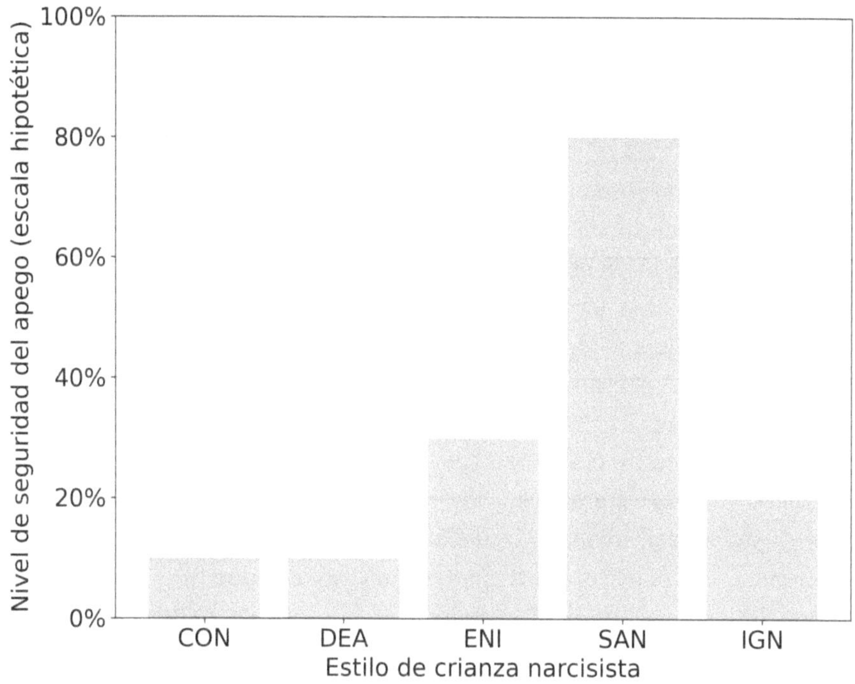

CON: Controlador/Explotador

DEA: Devaluador/Abusador

ENI: Emocionalmente entrelazado

IGN: Ignorante/Negligente

SAN: Control sano (Comparación)

El gráfico destaca la correlación significativa entre los estilos de crianza narcisistas y el desarrollo de estilos de apego inseguros en los niños. Los niños de padres ignorantes/negligente a menudo desarrollan apegos evitativos, lo que demuestra desapego emocional. Los niños criados por padres controladores/explotadores con frecuencia exhiben un apego ansioso-preocupado, marcado por la inseguridad y una necesidad constante de validación. Los niños de padres emocionalmente entrelazados pueden mostrar un apego desorganizado/temeroso, lo que refleja una mezcla confusa de búsqueda de proximidad y evitación debido a respuestas parentales impredecibles.

Estrategias de afrontamiento

Las estrategias de afrontamiento para niños de familias con rasgos narcisistas son esenciales para mitigar los efectos negativos descritos en el desarrollo emocional y social. Estas estrategias se centran en ayudar al niño a desarrollar una autoestima saludable, regular sus emociones y orientarse en las relaciones. Un paso importante es reconocer y permitir las propias necesidades y sentimientos. A menudo, estos niños han aprendido a suprimir sus necesidades en favor de la persona de referencia narcisista. La percepción consciente de las propias emociones, ya sean ira, tristeza o miedo, es la base para un manejo constructivo de las mismas. Entre otras cosas, llevar un diario puede ser útil para registrar los sentimientos y pensamientos. A partir de esto, los niños pueden aprender a expresar sus emociones de manera adecuada, sin caer en reacciones extremas como arrebatos de ira o aislamiento. Técnicas de relajación como ejercicios de respiración o relajación muscular progresiva pueden ayudar a reducir la tensión emocional. Otro aspecto importante es construir una autoestima sólida que no dependa del reconocimiento de los demás. Esto significa evaluar realísticamente las propias fortalezas y debilidades y aceptarse a uno mismo con todas sus facetas. Los diálogos internos positivos, donde se enfoca en los logros y cualidades positivas, pueden contribuir a fortalecer la autoestima. Finalmente, es importante aprender patrones de relación saludables. Esto implica establecer límites, comunicar las propias necesidades y liberarse de dinámicas manipulativas. Construir una

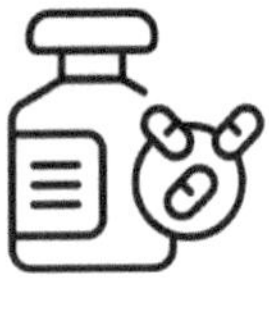

red de apoyo de amigos, familiares o terapeutas puede proporcionar a los niños la seguridad y estabilidad necesarias para distanciarse de las influencias negativas de la persona de referencia narcisista. Así, pueden aprender a comportarse de manera auténtica y orientada a sus necesidades en las relaciones, en lugar de adaptarse constantemente. Los estilos de crianza disfuncionales descritos, como la oscilación entre el control excesivo y la pasividad, pueden llevar a la inestabilidad emocional y a patrones de interacción evitativos en los niños. Un apoyo específico que incluya elementos psicoeducativos, consistencia en la crianza y técnicas de atención plena puede mejorar la relación entre padres e hijos y, a largo plazo, influir positivamente en el desarrollo del niño. Aprender estrategias de afrontamiento es un proceso a largo plazo que requiere paciencia y apoyo. Sin embargo, es un paso esencial para superar los efectos negativos del narcisismo parental y llevar una vida saludable y plena.

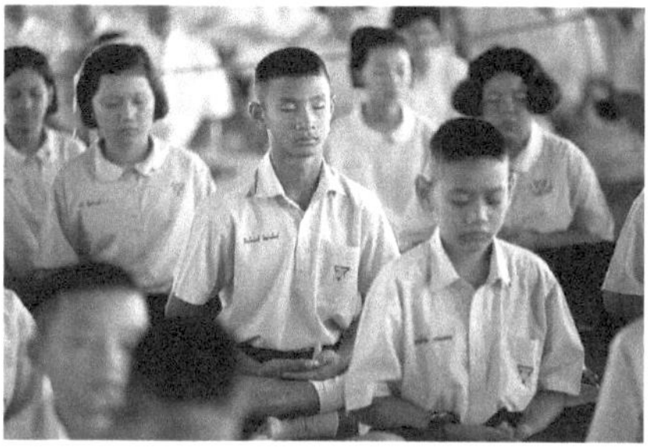

Atención plena [i3]

Efectividad de las estrategias de afrontamiento

Eficacia de las estrategias para lidiar con el comportamiento narcisista.

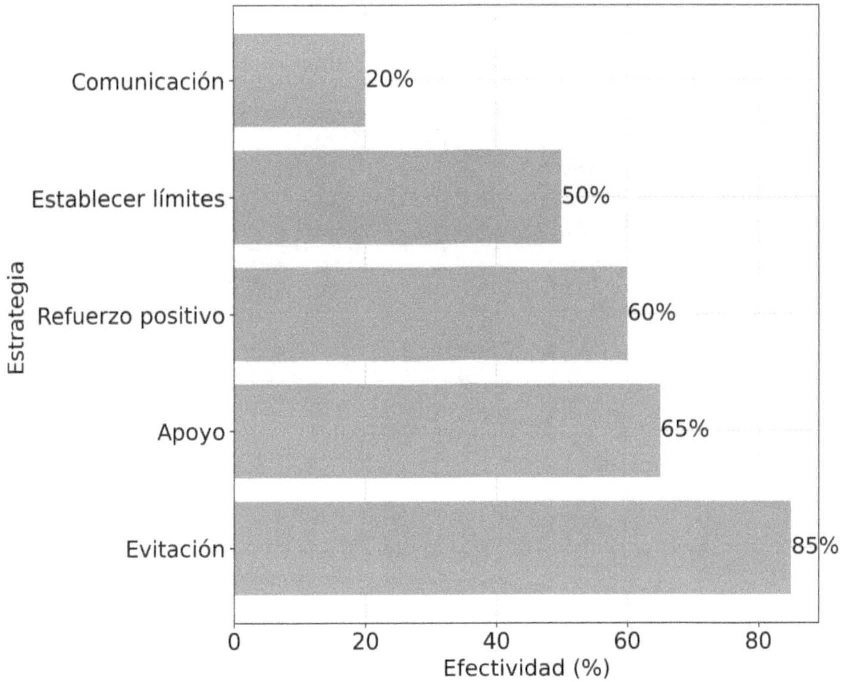

APO: Apoyo

EST: Establecer límites

REF: Refuerzo positivo

COM: Comunicación

EVI: Evitación

El gráfico ilustra la diferente eficacia de diversas estrategias de afrontamiento para lidiar con los efectos del comportamiento narcisista en los niños. Establecer límites muestra la mayor eficacia, mientras que la evitación es la menos útil. El apoyo emocional y el refuerzo positivo también son estrategias importantes, pero menos eficaces que los límites claros.

Consejos concretos

- Bríndele a su hijo un espacio seguro donde pueda expresar todas sus emociones sin ser juzgado.
- Reaccione a los sentimientos de su hijo de manera reflexiva, nombrándolos y validándolos: "Veo que estás enojado".
- Ayude a su hijo a poner en palabras sus emociones, ofreciéndole vocabulario apropiado para su edad.
- Desarrolle junto a su hijo estrategias para la regulación emocional, como respirar profundamente o dibujar imágenes de sentimientos.
- Elogie a su hijo por sus esfuerzos y progresos, en lugar de solo evaluar los resultados.
- Fortalezca la autoestima de su hijo al asignarle tareas adecuadas a su edad y reconociendo sus logros.
- Transmita a su hijo que los errores son parte del aprendizaje y que está bien pedir ayuda.
- Busque apoyo en un centro de orientación familiar o con un terapeuta para reflexionar sobre sus propios patrones de comportamiento y aprender nuevas estrategias.
- Construya una red sólida de personas de apoyo para su hijo, como abuelos, tíos/tías o amigos.
- Anime a su hijo a desarrollar sus propios intereses y pasatiempos que le brinden alegría y fortalezcan su autoestima.
- Sea un modelo auténtico para su hijo en el manejo saludable de las emociones y las relaciones.
- Transmita a su hijo que es valioso y digno de amor, independientemente de sus logros o del comportamiento de los demás.
- Dedique a su hijo su atención plena y muéstrele que está ahí para él cuando lo necesite.

2. 3 Dinámicas familiares

Las dinámicas familiares en relaciones narcisistas se configuran a través de roles fijos (chivo expiatorio, niño dorado, habilitador) y jerarquías de poder rígidas. Estas estructuras sirven para estabilizar el sistema narcisista, pero a menudo causan sufrimiento, dudas sobre uno mismo y cargas psicológicas en los miembros de la familia. La comunicación suele estar marcada por la manipulación, la triangulación y los bloqueos. Entender estas dinámicas es el primer paso para reconocer la propia posición en el sistema familiar y minimizar los efectos negativos en el bienestar personal. Siga leyendo para aprender más sobre los complejos mecanismos en familias narcisistas y posibles caminos hacia el cambio.

En los sistemas familiares narcisistas, los diferentes roles que los miembros de la familia asumen (chivo expiatorio, niño dorado, facilitador) contribuyen a mantener la dinámica disfuncional y evitan el cambio positivo.

Patrones de roles

En familias con trastornos de personalidad narcisista, a menudo se desarrollan patrones de roles rígidos. Los familiares asumen inconscientemente funciones que mantienen el sistema familiar disfuncional. Así, los cónyuges o los hijos pueden asumir el papel de "chivo expiatorio", sobre el cual se proyecta la culpa por los problemas familiares [s32]. Al mismo tiempo, otro miembro de la familia puede asumir el papel de "niño dorado", que es idealizado y tratado con preferencia por el narcisista [s33]. Esta distribución de roles sirve para estabilizar el sistema narcisista, pero a menudo conlleva un sufrimiento considerable para los afectados. La constante devaluación del chivo expiatorio puede llevar a dudas sobre uno mismo, depresión y ansiedad. El niño dorado, por su parte, aprende a reprimir sus necesidades y a renunciar a su propia identidad en favor del reconocimiento por parte del narcisista. Esta dinámica puede llevar a dificultades en relaciones posteriores y a un sentimiento persistente de insuficiencia. Un ciclo de idealización y devaluación, como el que ocurre con frecuencia en tales familias, dificulta aún más que los afectados se liberen de estas relaciones destructivas [s32]. Otro rol que los familiares pueden asumir es el de "facilitador". Los facilitadores intentan apaciguar al narcisista y evitar conflictos, disculpando su comportamiento o asumiendo la responsabilidad por sus acciones. Sin embargo, este comportamiento refuerza el patrón narcisista y previene un cambio. Por ejemplo, un facilitador podría encubrir los problemas financieros que surgen de los gastos derrochadores del narcisista [s32]. La crianza parental juega un papel importante en el desarrollo de rasgos narcisistas. La sobreprotección puede obstaculizar el desarrollo de la responsabilidad y la independencia, mientras que la admiración excesiva conduce a autoimágenes poco realistas [s34]. La indulgencia materna puede hacer que los niños no aprendan a manejar los límites y desarrollen un sentido de derecho excesivo [s34]. Comprender estos patrones de roles

puede ayudar a los afectados a reconocer su propia posición dentro del sistema familiar y encontrar formas de salir de la dinámica disfuncional.

Bueno saber

Indulgencia materna

La indulgencia materna en el contexto de dinámicas narcisistas puede significar que un padre tolera o incluso fomenta los comportamientos inapropiados del niño para evitar conflictos o manipular al niño. Esto puede llevar a que el niño no aprenda a establecer límites y desarrolle un sentido de derecho excesivo.

Sistema familiar disfuncional

Un sistema familiar disfuncional se caracteriza por patrones de comunicación poco saludables, distribuciones de roles rígidas y dificultades para manejar conflictos. En un sistema así, las necesidades de los miembros de la familia no pueden ser satisfechas adecuadamente, lo que puede llevar a cargas emocionales y problemas psicológicos. En el contexto del trastorno de personalidad narcisista, el sistema familiar a menudo está dominado por el narcisista y sirve principalmente para mantener su frágil autoestima.

Roles Familiares en Dinámicas Narcisistas

Roles comunes en familias afectadas por el narcisismo.

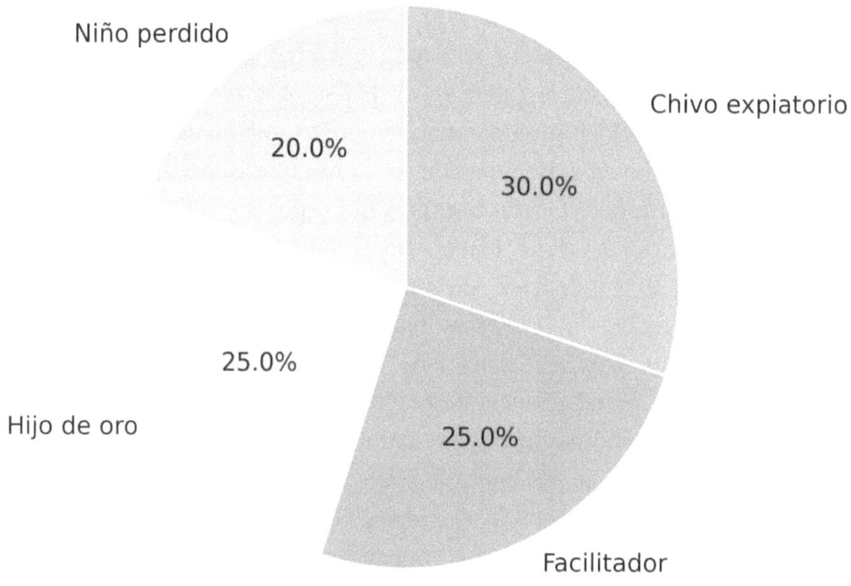

CHE: Chivo expiatorio

FAC: Facilitador

HDO: Hijo de oro

NPE: Niño perdido

Este gráfico destaca la distribución típica de roles dentro de una dinámica familiar influenciada por el trastorno de personalidad narcisista. El Hijo de Oro a menudo recibe elogios y atención excesivos, lo que sirve para reforzar el ego del narcisista. El Chivo Expiatorio lleva la peor parte de la negatividad y la disfunción familiar, convirtiéndose en un objetivo de culpa y crítica. El Niño Perdido a menudo pasa desapercibido, tratando de evitar conflictos y atención. El Facilitador, a menudo un cónyuge o un familiar cercano, facilita el comportamiento del narcisista, a veces sin querer, al minimizar o excusar sus acciones. Esta distribución enfatiza el desequilibrio y la naturaleza disfuncional de estos sistemas familiares.

Jerarquías de poder

Dentro de las familias con trastornos de personalidad narcisista, a menudo se manifiestan jerarquías de poder rígidas que estabilizan el sistema disfuncional y refuerzan los patrones de rol. El narcisista generalmente se encuentra en la cima de esta jerarquía y ejerce control y poder sobre los demás miembros de la familia [s35]. Este control puede ser sutil, a través de la manipulación emocional, o abierto, mediante intimidación y amenazas. Los demás miembros de la familia se subordinan según su rol en esta jerarquía. El "chivo expiatorio", por ejemplo, se encuentra en la parte inferior y es el blanco de la agresión narcisista. El "niño dorado", en cambio, disfruta de una posición privilegiada, que está sujeta a condiciones: la lealtad al narcisista y el cumplimiento de sus expectativas. Esta posición dentro de la jerarquía de poder influye en las interacciones y relaciones entre los miembros de la familia. La comunicación generalmente no es directa, sino a través del narcisista como instancia central de control. Esto conduce a una triangulación, donde las relaciones entre los miembros de la familia son mediadas y manipuladas por el narcisista. Así, puede avivar conflictos o enfrentar a los miembros de la familia entre sí para consolidar su posición de poder. Las estructuras de poder rígidas impiden un desarrollo saludable de la autonomía y la individualidad. Las necesidades de los miembros de la familia se subordinan a las del narcisista. Romper con esta jerarquía y los patrones de rol asociados a menudo se castiga con la retirada de amor u otras sanciones. Para romper este ciclo, es importante que los afectados comprendan los mecanismos de ejercicio del poder y se liberen gradualmente de la dependencia del narcisista. Un primer paso puede ser reconocer la propia posición dentro del sistema y reflexionar sobre los comportamientos disfuncionales asociados. Entre otras cosas, construir una red de apoyo fuera de la familia puede ser útil para aprender nuevos patrones de relación y fortalecer la propia autoeficacia.

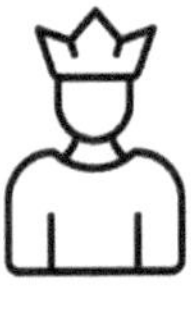

Bueno saber

Autoeficacia

La autoeficacia, es decir, la confianza en la propia capacidad para alcanzar metas y enfrentar desafíos, puede verse gravemente afectada en personas que han crecido en familias con trastornos de personalidad narcisista. A través de la constante devaluación y control por parte del narcisista, a menudo desarrollan dudas sobre sí mismos y una baja autoestima.

Sistemas disfuncionales

En familias con trastorno de personalidad narcisista, a menudo se presentan sistemas disfuncionales caracterizados por reglas rígidas, expectativas no expresadas y patrones de comunicación poco saludables. Estos sistemas a menudo sirven para satisfacer las necesidades del narcisista y asegurar su posición de poder, mientras que las necesidades de otros miembros de la familia son descuidadas.

Dinámicas de poder en sistemas familiares narcisistas

Distribución del poder dentro de una familia afectada por el narcisismo.

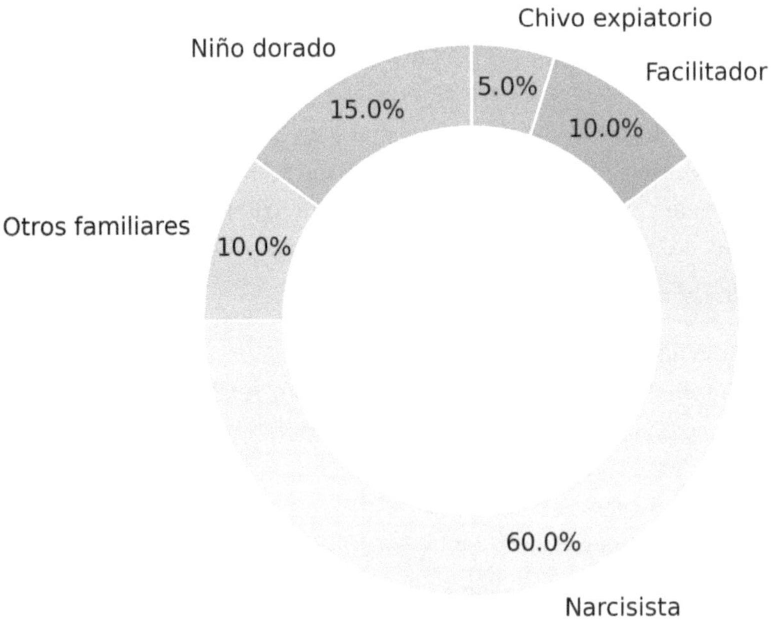

CE: Chivo expiatorio

FA: Facilitador

NA: Narcisista

ND: Niño dorado

OF: Otros familiares

Este gráfico visualiza el típico desequilibrio de poder en familias donde está presente el trastorno de personalidad narcisista. El narcisista posee una parte desproporcionadamente grande del poder, a menudo controlando los recursos, las narrativas y las respuestas emocionales. Los miembros de la familia pueden adoptar roles de supervivencia (por ejemplo, facilitador, chivo expiatorio, niño dorado) con poder limitado, lo que impacta su bienestar individual y la dinámica familiar en su conjunto. Esta visualización enfatiza la distribución desigual del poder y el control, una característica clave de estos sistemas familiares.

Bloqueos en la comunicación

Los bloqueos en la comunicación surgen en familias con trastornos de personalidad narcisista debido a los rígidos patrones de roles y jerarquías de poder. La comunicación dentro del sistema es controlada y manipulada por el narcisista, lo que conduce a patrones de intercambio indirectos y disfuncionales. No es raro que los miembros de la familia sean enfrentados entre sí por el narcisista, lo que hace que la comunicación abierta y honesta sea casi imposible. Esta triangulación sirve para mantener el poder del narcisista y evita una relación auténtica entre los demás miembros de la familia. Un niño que crece con un padre narcisista experimenta estas perturbaciones en la comunicación de manera especialmente intensa. Aprende pronto que sus necesidades y sentimientos no cuentan y que es responsable del bienestar emocional del padre. El comportamiento agresivo por parte del padre narcisista refuerza esta experiencia y conduce a traumas y cargas psicológicas en el niño. Para protegerse de más dolor, el niño puede establecer una distancia emocional con el padre y reducir la comunicación al mínimo. Comprender los comportamientos narcisistas del padre puede ayudar al niño a desarrollar estrategias de afrontamiento y superar gradualmente los bloqueos en la comunicación. También en relaciones con parejas narcisistas se presentan patrones de comunicación similares. Las exigencias excesivas de un trato especial y la falta de empatía del narcisista conducen a la inestabilidad y a conflictos. Un ciclo de idealización y devaluación caracteriza la relación y dificulta una comunicación constructiva. Reacciones hipersensibles a supuestas ofensas y un constante sentimiento de paranoia contribuyen adicionalmente a la perturbación de la comunicación. Los afectados a menudo se sienten incomprendidos y devaluados. Aprenden a postergar sus propias necesidades y a adaptarse a las expectativas del narcisista para evitar conflictos. Esto conduce a una pérdida a largo plazo de autoestima y autonomía. Así, una pareja podría encubrir los gastos excesivos de su pareja narcisista para evitar su ira y mantener la paz familiar. Este comportamiento, también conocido como habilitación, refuerza los patrones narcisistas y evita un cambio en la dinámica disfuncional. Para romper este ciclo, es esencial comprender los mecanismos de la comunicación narcisista y comprometerse activamente a un cambio. Construir una red de apoyo fuera de la familia puede ayudar a los afectados a aprender nuevos patrones de comunicación y fortalecer su autoeficacia. La confrontación con los propios comportamientos y el desarrollo de estrategias de autocuidado son pasos importantes en el camino hacia una comunicación más saludable y relaciones satisfactorias. La comprensión de que las opiniones y consejos de expertos a menudo son devaluados o ignorados por el narcisista también puede ser útil. Esto explica por qué los intentos de motivar al narcisista a cambiar a menudo fracasan. En su lugar, es recomendable centrar la atención en las propias necesidades y límites y liberarse de la dependencia del narcisista.

Bueno saber

Disfuncionales

Los patrones de comunicación disfuncionales en familias con miembros narcisistas se caracterizan por mensajes indirectos, manipulativos y poco claros. Este tipo de comunicación a menudo sirve para ejercer poder, evitar responsabilidades y mantener conflictos, en lugar de buscar soluciones constructivas o expresar sentimientos genuinos.

Hipersensibles

En relación con los trastornos de personalidad narcisista, la hipersensibilidad se refiere a reacciones exageradas ante críticas o rechazos. Los narcisistas pueden interpretar incluso críticas menores como ataques personales y reaccionar con ira, defensas o contraataques. Esta hipersensibilidad dificulta la comunicación y la construcción de relaciones saludables.

Triangulación

En el contexto de las dinámicas familiares narcisistas, la triangulación describe una estrategia manipulativa en la que el narcisista involucra a un tercer miembro de la familia en conflictos para ejercer control y poder, debilitando las relaciones de los demás. Esto impide la comunicación directa y fomenta dependencias del narcisista.

Bloqueos de comunicación y escalada de conflictos

Correlación entre bloqueos de comunicación e intensidad de conflictos en familias afectadas por trastorno de personalidad narcisista.

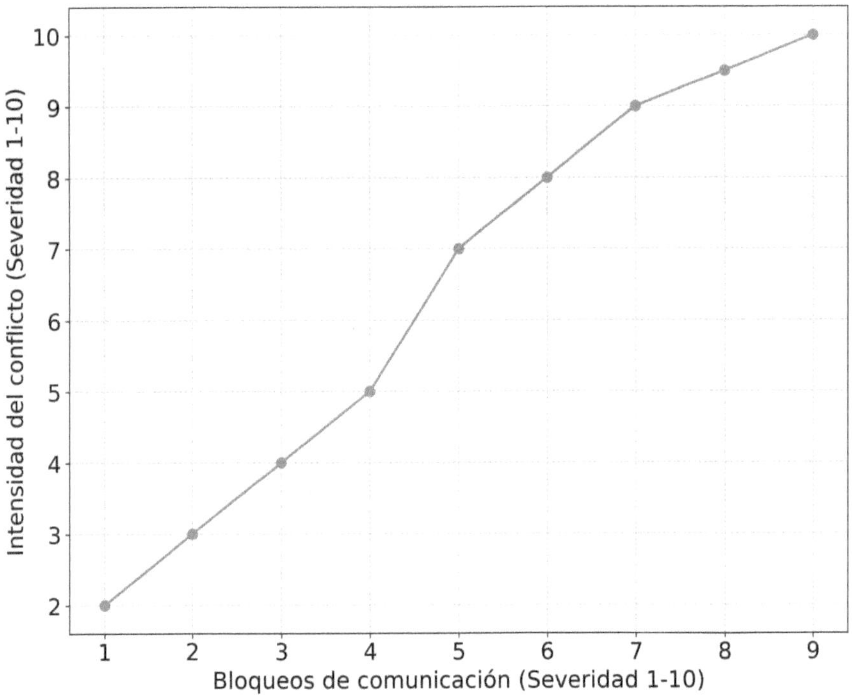

El gráfico muestra una fuerte correlación positiva entre los bloqueos de comunicación y la intensidad de los conflictos. A medida que la comunicación se vuelve más restringida y disfuncional, el conflicto aumenta significativamente. Esto sugiere que una comunicación abierta y honesta es crucial para mitigar los conflictos, particularmente en familias que enfrentan los desafíos del trastorno de personalidad narcisista. La inclinación de la curva indica que incluso pequeños aumentos en los bloqueos de comunicación pueden conducir a aumentos desproporcionadamente grandes en la intensidad del conflicto.

Consejos concretos

- Colóquese en la situación de cada miembro de la familia para comprender mejor sus motivos y necesidades.
- Desarrolle una "constitución familiar" propia con reglas claras para una comunicación respetuosa y el manejo de conflictos.
- Rompa el ciclo de la triangulación hablando directamente con la persona afectada, en lugar de hacerlo a través del narcisista.
- Cree un espacio personal donde pueda recargar energías y fortalecer su estabilidad emocional.
- Utilice formas de expresión creativa como la pintura, la escritura o la música para procesar sus sentimientos y experiencias.
- Identifique sus propios patrones de comportamiento poco saludables en la relación con el narcisista y desarrolle alternativas.
- Practique decir "no" sin sentirse culpable o tener que justificarse.
- Desarrolle una autoestima sólida que sea independiente del reconocimiento del narcisista.
- Busque aliados dentro o fuera de la familia que lo apoyen en su proceso.
- Concéntrese en el presente y el futuro, en lugar de quedarse atrapado en el pasado.
- Celebre sus pequeños logros y avances en el camino hacia una dinámica familiar más saludable.
- Permítase buscar ayuda profesional para entender y manejar las complejas dinámicas.
- Cultive relaciones positivas y nutritivas fuera de la familia.

Revisión - 2. Narcisismo en las relaciones familiares

El narcisismo en las relaciones familiares presenta enormes desafíos para los afectados. La dinámica se caracteriza por desequilibrios de poder, comunicación manipuladora y patrones de roles rígidos que pueden afectar el bienestar emocional de todos los miembros de la familia. Los niños de padres narcisistas a menudo crecen en un entorno donde se desatienden sus necesidades y se instrumentalizan sus sentimientos. Esto puede llevar a trastornos de apego, dificultades con la autorregulación y una percepción distorsionada de sí mismos. Los compañeros de narcisistas también experimentan con frecuencia un ciclo de idealización y devaluación, que conduce a la dependencia emocional y a una pérdida de autoestima. Reconocer estos patrones disfuncionales es el primer paso hacia el cambio.

Para contrarrestar los efectos negativos del narcisismo en la familia, es importante desarrollar estrategias de afrontamiento. Como hijo de un padre narcisista, puede aprender a reconocer y permitir sus propias necesidades y sentimientos. Lleve un diario para reflexionar sobre sus emociones y encontrar formas saludables de expresarlas. Busque apoyo en amigos, familiares o un terapeuta. Construir una autoestima sólida que no dependa del reconocimiento externo también es fundamental. Concéntrese en sus fortalezas y acepte sus debilidades. Como pareja de un narcisista, es importante establecer límites claros y mantener su autonomía. Aprenda a reconocer patrones de comunicación manipuladora y a distanciarse de ellos. La ayuda profesional puede ayudarle a comprender la dinámica de la relación y a aprender nuevos comportamientos saludables.

Los desafíos al implementar estas estrategias no deben subestimarse. La confrontación con comportamientos narcisistas puede ser dolorosa y generar resistencia. Los retrocesos a viejos patrones son normales y no deben desanimarle. Sea paciente consigo mismo y busque apoyo de manera continua. Es especialmente importante establecer metas realistas. Un cambio completo en el miembro de la familia narcisista es poco probable. En su lugar, concéntrese en mejorar su propia situación y proteger su bienestar. Desprenderse de la dependencia del narcisista es un proceso que requiere tiempo y energía. Puede ser útil buscar apoyo profesional para fortalecer sus propios recursos y obtener nuevas perspectivas.

Lidiar con el narcisismo en las relaciones familiares es una tarea compleja que requiere valentía y perseverancia. Sin embargo, es posible minimizar los efectos negativos y llevar una vida plena. Al tomar en serio sus propias necesidades y límites, aprender patrones de comunicación saludables y buscar apoyo, puede superar la dinámica familiar disfuncional y encontrar mayor estabilidad emocional y bienestar. No olvide: su bienestar es una prioridad. Invierta en usted mismo y en su futuro.

3. Abuso narcisista

¿Cómo se reconoce cuando la afecto y la admiración se convierten en una dinámica destructiva? En muchas relaciones, se desarrollan patrones de comportamiento sutiles que socavan sistemáticamente la autoestima de la pareja. Lo que inicialmente parece ser una atención intensa puede transformarse en un sistema sofisticado de control y manipulación. Las fronteras entre el amor y el ejercicio del poder a menudo se difuminan de manera insidiosa. En este capítulo, iluminamos los mecanismos ocultos que las personas afectadas a menudo solo reconocen cuando el daño emocional ya se ha producido.

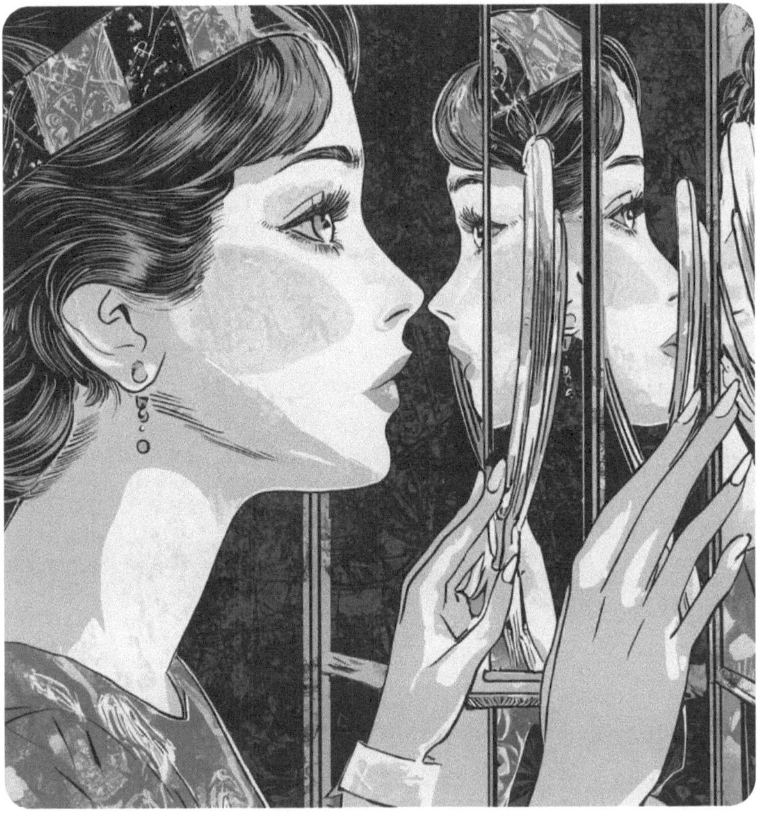

3. 1 Formas de abuso

Este capítulo examina las formas de abuso en el contexto de relaciones narcisistas y sus efectos. La violencia psicológica, que va desde menosprecios sutiles hasta el desprecio abierto, tiene como objetivo la destrucción sistemática de la autoestima. La aislamiento social, una técnica de manipulación pérfida, refuerza la dependencia y dificulta la salida de la relación tóxica. Descubra más sobre la dinámica de estos patrones de abuso y sus devastadoras consecuencias.

El abuso narcisista aísla a las víctimas social y emocionalmente, lo que las hace dependientes y mantiene el abuso invisible.

Violencia psicológica

La violencia psicológica es un rasgo común en las relaciones con personas que padecen un trastorno de personalidad narcisista. Esta forma de violencia se manifiesta de manera más sutil que la violencia física y a menudo deja cicatrices profundas e invisibles. Sirve para el control y la manipulación, y tiene como objetivo destruir sistemáticamente la autoestima de la víctima. [s36] Las tácticas varían desde comentarios sutiles y menosprecios hasta desprecio abierto y amenazas. Las personas afectadas experimentan críticas constantes, son manipuladas – su percepción de la realidad es cuestionada – y son aisladas de su entorno social. Por ejemplo, un compañero prohíbe al otro reunirse con ciertos amigos, controla sus finanzas o supervisa la comunicación. La dysregulación emocional del narcisista a menudo conduce a explosiones de ira y escenas dramáticas que añaden carga y miedo a la víctima. [s37] Estas experiencias pueden dar lugar a problemas psicológicos graves como trastornos de ansiedad, depresión y trastorno de estrés postraumático. La investigación muestra una relación entre las características narcisistas y la violencia psicológica, especialmente en forma de violencia de intimidad. [s38] Los narcisistas vulnerables, que ocultan una profunda inseguridad tras su fachada grandiosa, muestran una mayor tendencia a la violencia psicológica que los narcisistas grandiosos. [s38] Es interesante que los estudios, aunque demuestran una relación entre el narcisismo y la violencia psicológica o cibernética, no han encontrado una relación significativa con la violencia física. [s38] Una posible razón para esto es el uso intensificado de cuestionarios de autoinforme en los estudios, que podrían distorsionar los resultados. [s38] Además, las experiencias de la infancia, como la negligencia emocional y el abuso, juegan un papel importante en el desarrollo de rasgos de personalidad narcisista. [s39] Estas Experiencias Adversas en la Infancia (ACEs) pueden intensificar la aparición del narcisismo en familias

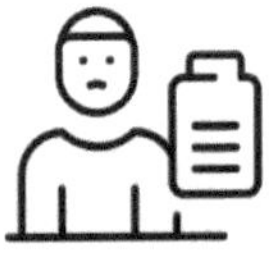

disfuncionales, marcadas por la pobreza y los conflictos. [s39] Los padres que, por un lado, elogian en exceso a su hijo y, por otro, lo critican severamente, fomentan el desarrollo de un narcisismo grandioso, mientras que el abuso y la negligencia están más relacionados con el narcisismo vulnerable. [s39] Los déficits emocionales resultantes y las estrategias de afrontamiento poco saludables pueden llevar a diversos trastornos de personalidad, incluida la personalidad narcisista. [s39] Comprender estas complejas interrelaciones es crucial para reconocer la dinámica de la violencia psicológica en relaciones con personas narcisistas y ofrecer el apoyo adecuado a las víctimas.

Experiencias Adversas en la Infancia (ACEs)

Experiencias traumáticas en la infancia, como abuso, negligencia o crecer en un entorno familiar disfuncional. Las ACEs pueden afectar de manera duradera el desarrollo emocional y psicológico de un niño y aumentar el riesgo de desarrollar trastornos de personalidad, incluida la personalidad narcisista, en la edad adulta.

Narcisistas Vulnerables

A diferencia de los narcisistas grandiosos, que se presentan como seguros y dominantes, los narcisistas vulnerables se caracterizan por una autoestima frágil y una alta sensibilidad a la crítica. Tienden a la manipulación encubierta y la extorsión emocional para satisfacer sus necesidades y obtener validación.

Violencia de Intimidad

Violencia ejercida en el contexto de una relación íntima. Incluye diversas formas de abuso, incluida la violencia psicológica, física y sexual. En relación con el trastorno de personalidad narcisista, la violencia de intimidad puede utilizarse como medio de control y ejercicio de poder para hacer que la víctima dependa emocionalmente y la aísle.

Formas de abuso emocional (Contexto del trastorno narcisista de la personalidad)

Distribución de las tácticas de abuso emocional.

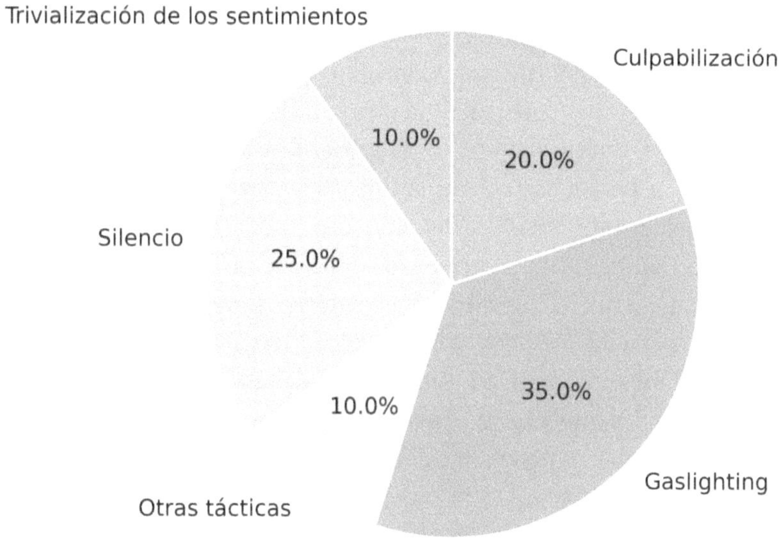

CUL: Culpabilización

GAS: Gaslighting

OTR: Otras tácticas (p. ej., menospreciar, avergonzar)

SIL: Silencio

TRI: Trivialización de los sentimientos

El gráfico destaca la prevalencia del gaslighting como táctica principal, lo que sugiere una manipulación deliberada de la percepción de la realidad de la víctima. Si bien el tratamiento silencioso y la culpabilización representan porciones significativas, la presencia de otras tácticas subraya la naturaleza multifacética del abuso emocional en este contexto. La combinación de estas tácticas puede crear un entorno profundamente dañino y confuso para la víctima.

Aislamiento social

El aislamiento social es una técnica de manipulación común en relaciones con personas de rasgos narcisistas. La persona afectada es gradualmente separada de su entorno habitual, lo que aumenta su dependencia del compañero y, al mismo tiempo, la debilita emocionalmente. Este aislamiento puede adoptar diversas formas: la persona es mantenida alejada de amigos y familiares, ya sea porque el compañero descalifica las relaciones o provoca conflictos. Las actividades conjuntas se reducen, los pasatiempos se cuestionan o se sabotea el contacto con colegas de trabajo. Así, la persona afectada se fija cada vez más en el compañero como su única referencia. Esto no solo dificulta la percepción del abuso, sino también la posterior desvinculación de la relación. Por ejemplo, si aumenta la presión en el entorno familiar para terminar la relación, la persona afectada carece del apoyo necesario para dar ese paso. El aislamiento también refuerza la dependencia emocional y el sentimiento de impotencia. La investigación subraya que, en particular, las mujeres más jóvenes son más afectadas por tales intentos de aislamiento y, por lo tanto, son manipuladas en las relaciones. Además, los bloqueos emocionales, que pueden presentarse tanto en víctimas de abuso narcisista como en personas con trastornos de la personalidad, pueden intensificar el aislamiento y dificultar la salida. El retiro hacia el interior y la dificultad para expresar emociones impiden confiar en otros y buscar ayuda. La combinación de aislamiento social e inhibición emocional genera una espiral de dependencia y refuerza la impotencia de la víctima.

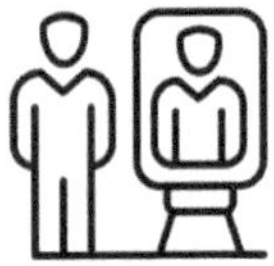

Bueno saber

Espiral de dependencia

La espiral de dependencia describe el proceso en el que la víctima se vuelve cada vez más dependiente del narcisista a través de sus manipulaciones. El aislamiento, la dependencia emocional y la impotencia se refuerzan mutuamente, dificultando cada vez más a la víctima liberarse de la relación.

Manipulación

La manipulación es una forma de abuso en la que el narcisista intenta controlar el pensamiento, los sentimientos y las acciones de la víctima para satisfacer sus propias necesidades. Esto a menudo ocurre de manera sutil y gradual, de modo que la víctima no reconoce inicialmente la manipulación.

Tácticas de Aislamiento Social

Frecuencia de las tácticas de aislamiento utilizadas por los narcisistas.

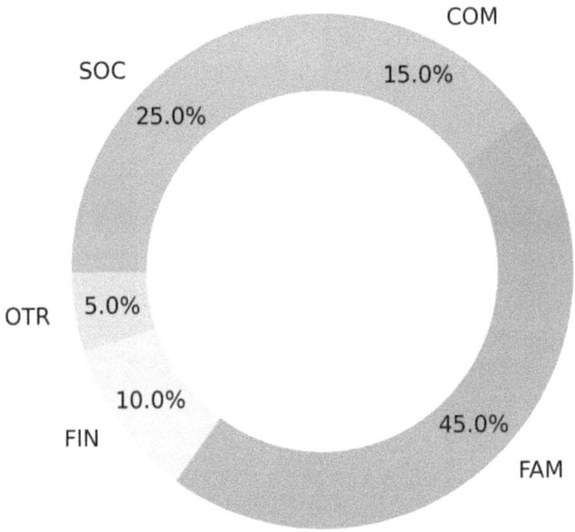

COM: Manipulando la comunicación (teléfono, correo electrónico)

FAM: Controlar el acceso a familiares/amigos

FIN: Creando dependencia financiera

OTR: Otro (por ejemplo, reubicación, sabotaje)

SOC: Restringir los compromisos sociales

Controlar el acceso a amigos y familiares representa la mayor parte de las tácticas empleadas, lo que destaca el enfoque del narcisista en limitar los sistemas de apoyo externos. Restringir los compromisos sociales y manipular la comunicación contribuyen aún más al aislamiento de la víctima, lo que demuestra un patrón de control y dominio. La dependencia financiera refuerza este aislamiento al limitar la autonomía de la víctima y las opciones de escape.

Consejos concretos

- Vincule las formas de abuso experimentadas con sensaciones corporales concretas para agudizar su percepción.
- Desarrolle un sistema de alerta temprana para la manipulación narcisista analizando sus reacciones típicas en situaciones abusivas.
- Utilice los conocimientos sobre sus propias debilidades para fortalecer específicamente su resistencia contra tácticas manipulativas.
- Pregúntese: "¿Qué le aconsejaría a un amigo que se encuentra en la misma situación?" y siga ese consejo.
- Desarrolle un kit de emergencia con afirmaciones positivas, citas inspiradoras y fotos de personas que le brinden fortaleza.
- Visualice su camino fuera de la relación tóxica y registre los pasos individuales por escrito.
- Elija un objeto simbólico que le recuerde su fuerza y su valor y llévelo consigo.
- Desarrolle un mantra que le ayude a recuperar su calma y fortaleza interior en momentos difíciles.
- Defina sus límites personales y comuníquelos de manera clara y contundente, incluso si le resulta difícil.
- Practique calmarse y regular sus emociones, por ejemplo, a través de la respiración consciente o la relajación muscular progresiva.
- Recompénsese por cada paso que dé para salir de la dinámica tóxica, sin importar cuán pequeño sea.
- Recuerde siempre: no está solo y hay personas que pueden ayudarle.

3. 2 Estrategias del abusador

El abuso narcisista se basa en estrategias deliberadas del agresor que desestabilizan y controlan sistemáticamente a la víctima. El gaslighting, la manipulación y la creación de dependencia son solo algunos de los mecanismos que conducen a la distorsión de la realidad y a la desestabilización emocional. Estas tácticas atacan la autoestima de la víctima y dificultan la liberación de la relación tóxica. Las consecuencias van desde la duda sobre uno mismo y la pérdida de la capacidad de juicio hasta la aislamiento social y la dependencia financiera. Reconocer estas estrategias es el primer paso para recuperar el control y la autodeterminación. Comprenda los mecanismos del abuso narcisista y obtenga la fuerza para protegerse.

La táctica manipulativa de los agresores de distorsionar la realidad de la víctima sirve para crear dependencia y mantener la dinámica tóxica.

Gaslighting Mecanismos

Gaslighting tiene como objetivo distorsionar la percepción de la realidad de la víctima. El agresor manipula a la víctima cuestionando sistemáticamente sus recuerdos, pensamientos y percepciones. [s40] Esto puede ocurrir mediante la negación de eventos pasados, por ejemplo, el agresor afirma que nunca dijo o hizo algo, aunque la víctima lo recuerde claramente. Otra táctica es invertir los hechos, donde se culpa a la víctima por los abusos. El agresor argumenta que la víctima lo provocó o que es responsable de la escalada. [s40] Este cuestionamiento constante de la propia percepción lleva a la víctima a dudar de sí misma y a sentirse insegura. Comienza a dudar de su propia mente y pierde la confianza en su capacidad de juicio. Además de estos ataques directos a la percepción de la víctima, también se pueden emplear formas más sutiles de manipulation. Por ejemplo, los agresores pueden menospreciar o trivializar los sentimientos de la víctima. Frases como "Eres demasiado sensible" o "Estás exagerando" sirven para deslegitimar la reacción emocional de la víctima y seguir desestabilizándola. [s41] Este abuso emocional también puede ser intensificado por la aislación. El agresor intenta destruir la red social de la víctima socavando sus contactos con amigos y familiares. [s41] La creciente aislamiento lleva a una mayor dependencia del agresor y dificulta que la víctima busque ayuda o abandone la relación. La combinación de manipulación directa de la percepción y abuso emocional sutil crea un clima de miedo e incertidumbre que dificulta que la víctima evalúe la situación con claridad y se libere de la dinámica tóxica. Para contrarrestar esto, es útil llevar un diario en el que se documenten las propias percepciones y experiencias. Esto puede ayudar a consolidar la propia realidad y a afirmarse contra las tácticas manipulativas del agresor.

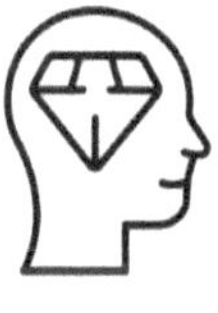

Bueno saber

Aislamiento

Una estrategia del agresor en la que la víctima es cortada de su entorno social. Al socavar los contactos con amigos y familiares, se refuerza la dependencia del agresor y se dificulta la búsqueda de ayuda.

Tóxico

Se refiere a una relación o dinámica caracterizada por comportamientos negativos y dañinos. En relaciones tóxicas se ejerce violencia emocional o psicológica, lo que puede causar daños a largo plazo a la víctima.

Gaslighting

Una forma de manipulación psicológica en la que la víctima es sistemáticamente desestabilizada y llevada a dudar de su propia percepción de la realidad. El agresor niega eventos, distorsiona hechos y culpa a la víctima para ejercer poder y control.

Tácticas de Gaslighting

Frecuencia de las técnicas de gaslighting

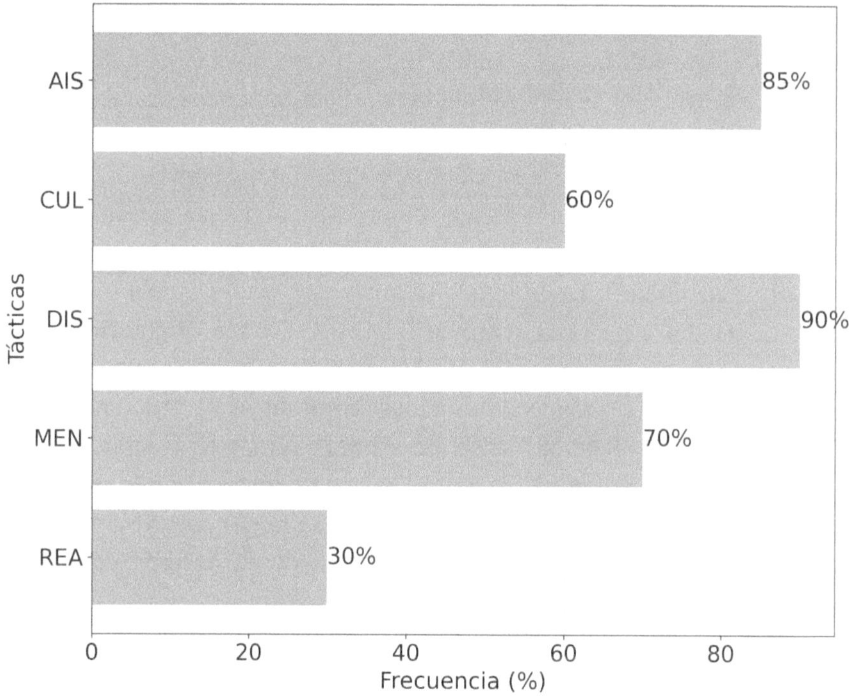

AIS: Aislar

CUL: Culpar

DIS: Mentir y negar

MEN: Minimizar

REA: Distorsionar la realidad

El diagrama de barras horizontal visualiza la frecuencia relativa de diferentes técnicas de gaslighting. 'Mentir y negar' y 'Distorsionar la realidad' son las más utilizadas, mientras que 'Culpar' y 'Minimizar' también están significativamente representadas. 'Aislar' se utiliza con menos frecuencia en comparación, pero sigue siendo una táctica importante.

Generación de dependencia

La dependencia en el contexto del abuso narcisista no surge por casualidad, sino que es construida intencionadamente por el agresor. Además de gaslighting, la aislamiento y manipulation, existen otros mecanismos que refuerzan la dependencia de la víctima. El agresor explota las necesidades de la víctima de reconocimiento y validación, satisfaciéndolas inicialmente de manera excesiva y luego retirándolas. Esta dinámica cambiante de elogios idealizantes y críticas despectivas genera un sube y baja emocional que desorienta a la víctima y la ata al agresor [s42]. Al igual que en una adicción, la víctima desarrolla un fuerte deseo por los momentos positivos y trata de restaurarlos adaptándose a los deseos del agresor. La autoestima de la víctima se vuelve cada vez más dependiente del comportamiento del agresor. La autorregulación de la víctima, es decir, la capacidad de gestionar sus propias emociones y necesidades, se ve saboteada por las constantes fluctuaciones entre idealización y devaluación [s42]. La víctima pierde la confianza en su propia percepción y capacidad de juicio, y se apoya cada vez más en la evaluación del agresor. Esta dinámica también puede manifestarse en la dependencia financiera, cuando el agresor controla o limita el acceso de la víctima a recursos. Así, la independencia de la víctima se socava sistemáticamente y se consolida la dependencia del agresor. Un camino para contrarrestar esta dependencia es centrarse en las propias necesidades y recursos y recuperar gradualmente el control sobre la propia vida. Esto puede significar buscar independencia financiera, reconstruir contactos sociales y buscar apoyo profesional.

Devaluación

A diferencia de la fase de idealización, en la fase de devaluación la víctima es criticada, menospreciada y humillada. El agresor intenta destruir la autoestima de la víctima y hacerla dependiente de él. La devaluación puede ser sutil o abiertamente agresiva.

Idealización

En la fase de idealización, el agresor abruma a la víctima con atención, cumplidos y declaraciones de amor. La víctima se siente especial y valorada. Esta fase tiene como objetivo vincular emocionalmente a la víctima con el agresor y establecer la base para la posterior devaluación.

Creación de Dependencia a lo Largo del Tiempo

Visualización del aumento de la dependencia de la víctima de un narcisista a lo largo del tiempo.

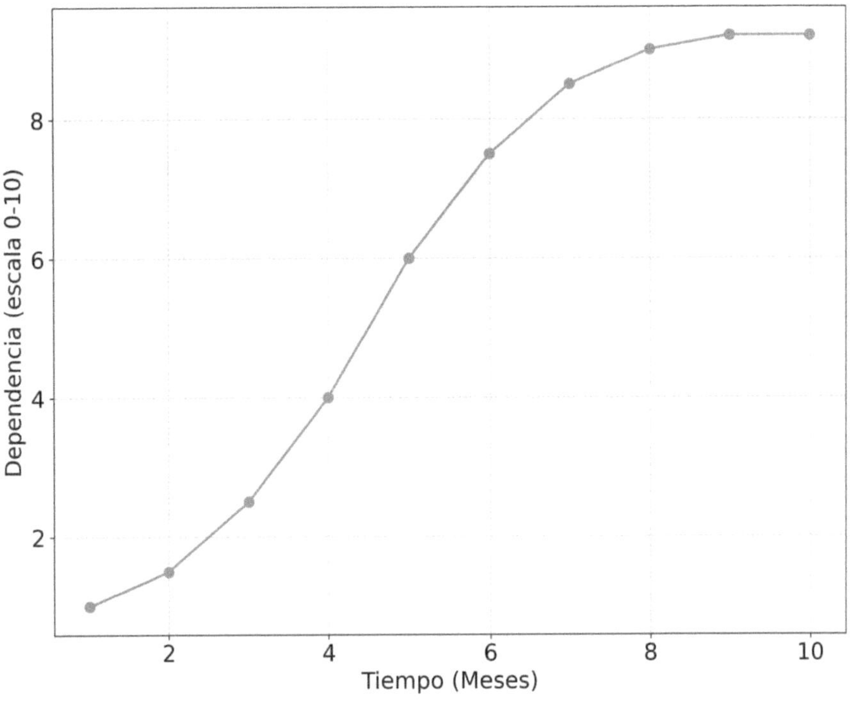

El gráfico muestra una clara tendencia al alza en la dependencia de la víctima. Las etapas iniciales muestran un aumento más lento, lo que probablemente representa la fase de manipulación. La inclinación más pronunciada sugiere un punto en el que el narcisista refuerza el control y la red de apoyo de la víctima se erosiona. La meseta puede indicar el nivel máximo de dependencia de la víctima o un punto en el que las tácticas del narcisista se vuelven menos efectivas debido al agotamiento de los recursos de la víctima.

Distorsión de la realidad

La distorsión de la realidad es un componente central del abuso narcisista y va más allá del gaslighting ya descrito. Sirve al agresor para establecer su propia versión de la realidad y desestabilizar a la víctima. Además de la negación directa de eventos y la inversión de hechos, el agresor utiliza otros métodos sutiles para socavar la percepción de la víctima. Por ejemplo, puede minimizar los sentimientos de la víctima y hacerle creer que está reaccionando de manera exagerada o irracional. Esta forma de invalidación emocional lleva a la víctima a dudar de su propia percepción y a depender cada vez más de la perspectiva del agresor [s43]. Otro aspecto de la distorsión de la realidad es la llamada defensa altruista. En este caso, el agresor justifica su comportamiento abusivo afirmando que actúa en el mejor interés de la víctima. Se presenta como cariñoso y preocupado, mientras ejerce control sobre la víctima y restringe su autonomía [s44]. Esta aparente preocupación dificulta especialmente que la víctima reconozca el comportamiento manipulador y se defienda contra él. La constante confrontación con esta realidad distorsionada puede llevar a la víctima a una disonancia cognitiva, un estado de malestar psicológico que surge cuando se deben procesar informaciones contradictorias. Para contrarrestar esto, es importante validar las propias percepciones y sentimientos y buscar apoyo externo. El intercambio con personas de confianza o asesores profesionales puede ayudar a consolidar la propia realidad y desentrañar las tácticas manipuladoras del agresor. De este modo, la víctima puede recuperar la confianza en su propio juicio y liberarse de la toxischen_dynamik. Aferrarse a hechos objetivos, por ejemplo, mediante la escritura de un diario, también puede contribuir a desenmascarar la distorsión manipulativa de la realidad del agresor.

Tácticas de distorsión de la realidad

Intensidad, frecuencia e impacto de las tácticas de distorsión de la realidad.

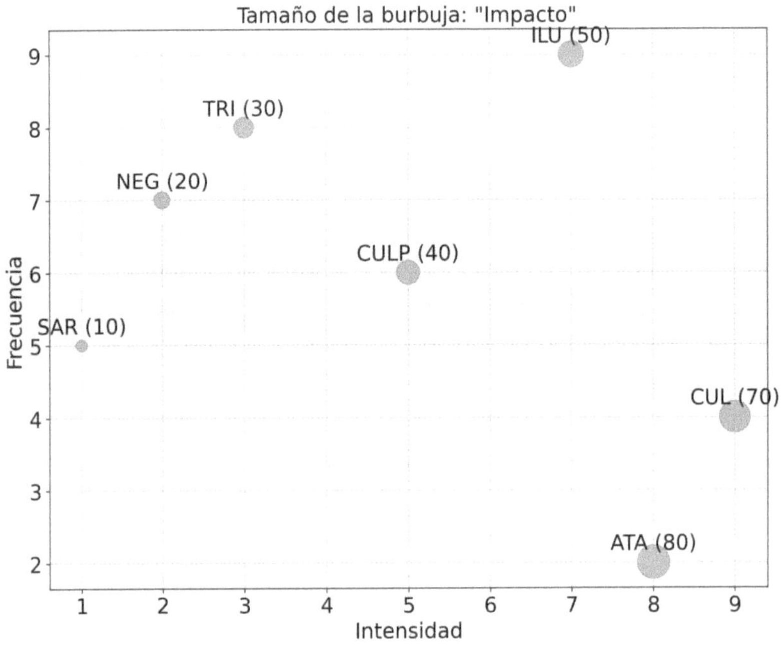

Blasengröße: Impacto

ATA: Ataques de ira

CULP: Culpabilización

NEG: Negación

TRI: Trivializar

CUL: Culpar

ILU: Iluminación de gas

SAR: Sarcasmo

El gráfico de burbujas revela un conjunto de tácticas con alta frecuencia e impacto moderado, lo que sugiere que se utilizan comúnmente para manipular y controlar. Las tácticas con alta intensidad, incluso si son menos frecuentes, demuestran un impacto significativo, destacando su potencial para causar un daño emocional sustancial. Los datos enfatizan la naturaleza insidiosa de estas tácticas, algunas empleadas con frecuencia, erosionando sutilmente el sentido de la realidad de la víctima, mientras que otras se usan con moderación pero con un efecto devastador.

Consejos concretos

- Documente cada comportamiento manipulador del agresor de manera detallada, incluyendo la fecha, la hora y la formulación exacta.
- Desarrolle un sistema de señales personal que le ayude a reconocer situaciones manipuladoras con anticipación, por ejemplo, una palabra o un gesto específico.
- Practique frente al espejo decir "no" de manera segura y decidida, para reaccionar con mayor confianza en situaciones reales.
- Elabore una lista de sus valores y necesidades personales para ser consciente de sus propias prioridades y protegerlas.
- Analice los patrones de comunicación del agresor e identifique los desencadenantes típicos que conducen a comportamientos manipuladores.
- Desarrolle una estrategia para manejar estos desencadenantes, por ejemplo, terminar la conversación o cambiar de tema.
- Imagínese llevando una cubierta protectora que rechaza los ataques manipuladores, para establecer límites emocionales.
- En las conversaciones con el agresor, concéntrese en información objetiva y evite discusiones emocionales.
- Salga de la habitación o termine la llamada tan pronto como se dé cuenta de que está en una situación manipuladora.
- Busque un "ancla de realidad", una persona de confianza con la que pueda compartir y verificar su percepción después de hablar con el agresor.
- Recuerde regularmente sus fortalezas y logros para fortalecer su confianza y desvincularse de la opinión del agresor.

3. 3 Ciclos de abuso

El abuso narcisista a menudo sigue patrones recurrentes que atrapan a las víctimas y consolidan una dinámica tóxica. Este capítulo examina las diferentes fases de estos ciclos de abuso, desde la idealización inicial hasta la devaluación sistemática y la eventual desestimación. Comprender estas fases es esencial para desentrañar los mecanismos del abuso narcisista y evaluar la propia situación de manera realista. Siga leyendo para conocer en detalle las distintas fases y encontrar el camino para salir del ciclo.

La idealización inicial en el ciclo de abuso narcisista sirve para la posterior manipulación y dificulta el procesamiento del abuso, ya que el recuerdo de la relación inicial 'perfecta' contrasta con las experiencias de abuso posteriores.

Fase de idealización

La fase de idealización es el primer paso en el ciclo de abuso en el trastorno de personalidad narcisista y sirve para establecer un vínculo intenso. En esta fase, el narcisista abruma a su pareja con atención, cumplidos y regalos. Refleja los deseos, valores y necesidades de su pareja para sugerir una conexión profunda. Esta aparente afinidad genera en la otra persona fuertes sentimientos positivos y una sensación de singularidad. El narcisista se presenta como el compañero, amigo o colega ideal: encantador, comprensivo y solidario. Este comportamiento tiene como objetivo ganar rápidamente la confianza de la otra persona y crear dependencia. El intenso enfoque en la otra persona puede llevar a que esta descuide sus propias necesidades y señales de advertencia. La fase de idealización puede durar de unas pocas semanas a varios meses y termina abruptamente tan pronto como el narcisista alcanza su objetivo: el control sobre la relación. Por ejemplo, una nueva pareja podría ser inundada de declaraciones de amor y regalos, solo para ser confrontada poco después con críticas y desvalorización. La experiencia de idealización puede causar confusión más adelante, por ejemplo, en una terapia, ya que el recuerdo de la relación "perfecta" inicial contrasta con las experiencias de abuso posteriores. Las "verdaderas características" que surgen en terapia del paciente pueden llevar a un deterioro de la relación con el terapeuta [s45]. La "autoimagen grandiosa" del paciente puede provocar rupturas frecuentes en la relación terapéutica si se pasa por alto la vulnerabilidad subyacente [s45].

Autoimagen grandiosa

Los narcisistas tienen una percepción exagerada de su propia importancia y habilidades. Creen ser especiales y únicos y tienen una fuerte necesidad de admiración. Sin embargo, esta autoimagen es frágil y se sostiene a través de la desvalorización de los demás.

Desvalorización

Después de la fase de idealización, comienza la desvalorización. El narcisista critica, humilla y manipula a la víctima para demostrar su poder y hacer que la víctima dependa emocionalmente. La autoestima de la víctima se destruye sistemáticamente.

Idealización

La fase de idealización es la primera fase en el ciclo de abuso. El narcisista establece un fuerte vínculo con la víctima a través de declaraciones de amor, regalos y atención intensa. La víctima se siente especial y amada. Esta fase sirve al narcisista para obtener el control sobre la víctima.

Fase de Idealización - Ciclo de Abuso Narcisista

Intensidad de Comportamientos

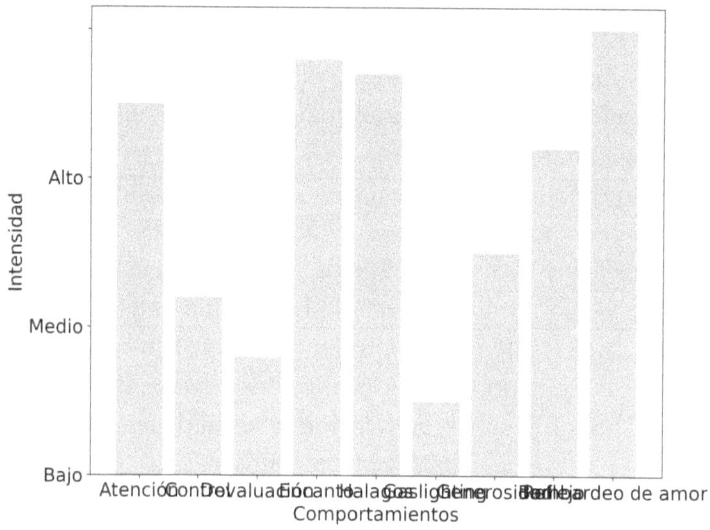

Aten: Atención

Cont: Control

Enca: Encanto

Gene: Generosidad

Refl: Reflejo

Bomb: Bombardeo de amor

Deva: Devaluación

Gasl: Gaslighting

Hala: Halagos

El gráfico representa visualmente la intensidad fluctuante de varios comportamientos durante la fase de idealización de un ciclo de abuso narcisista. Los niveles notablemente altos de encanto y bombardeo de amor se utilizan para crear rápidamente un fuerte vínculo y dependencia. Si bien las muestras de generosidad pueden estar presentes, a menudo sirven para manipular y controlar aún más. Los niveles relativamente más bajos de devaluación y gaslighting indican que estas tácticas suelen ser menos prominentes durante la fase de idealización inicial, aunque su presencia presagia el abuso que se avecina. Esta idealización intensa crea un marcado contraste con las etapas posteriores de devaluación y descarte, lo que dificulta que la víctima reconozca los patrones de abuso.

Fase de devaluación

Después de la intensa fase de idealización, inevitablemente sigue la devaluación en el ciclo del abuso narcisista. La admiración y atención excesivas que antes se ofrecían se transforman en críticas, desdén y frialdad emocional. El narcisista comienza a socavar sistemáticamente la autoestima de su pareja, utilizando insultos sutiles, acusaciones y manipulaciones. Los elogios y el reconocimiento se vuelven cada vez más escasos, mientras que predominan las acusaciones y devaluaciones. La víctima es responsabilizada por los más mínimos errores y constantemente se le recuerda sus supuestas insuficiencias. La euforia inicial da paso a la inseguridad, dudas sobre uno mismo y un creciente sentimiento de inutilidad. Este comportamiento manipulador sirve al narcisista para consolidar el control sobre la relación y estabilizar su propia frágil autoestima. La devaluación puede manifestarse de diversas formas, desde insultos abiertos hasta burlas sutiles y comportamientos pasivo-agresivos. Por ejemplo, una joya que antes se celebraba como un regalo amoroso ahora podría ser criticada como un signo de mal gusto o derroche. Así, la víctima se siente cada vez más insegura y comienza a dudar de su propia percepción. La fase de devaluación puede extenderse durante un período prolongado y afectar emocionalmente a la víctima de manera significativa. La crítica constante y el desdén conducen a una pérdida de confianza y autoestima. La víctima comienza a culparse a sí misma por los problemas en la relación y trata desesperadamente de recuperar al narcisista adaptándose a sus deseos y demandas. Este ciclo de devaluación y intentos de reconciliación refuerza la dependencia de la víctima y permite al narcisista ampliar su control manipulador. La devaluación también puede afectar otras áreas de la vida de la víctima, como el trabajo, amistades y relaciones familiares. La creciente aislamiento y la pérdida de apoyo social intensifican aún más la dependencia del narcisista. La fase de devaluación es un aspecto central del ciclo de

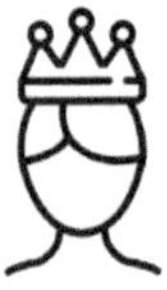

abuso en el trastorno de personalidad narcisista y puede tener graves consecuencias para la salud mental de la víctima.

Bueno saber

Manipulación

La influencia y explotación deliberada de una persona para alcanzar objetivos propios. En el contexto de un ciclo de abuso, esto puede ocurrir a través de chantaje emocional, acusaciones, mentiras o distorsión de hechos, para controlar y hacer dependiente a la víctima.

Tácticas de Devaluación en los Ciclos de Abuso Narcisista

Distribución de las tácticas de devaluación utilizadas por abusadores narcisistas.

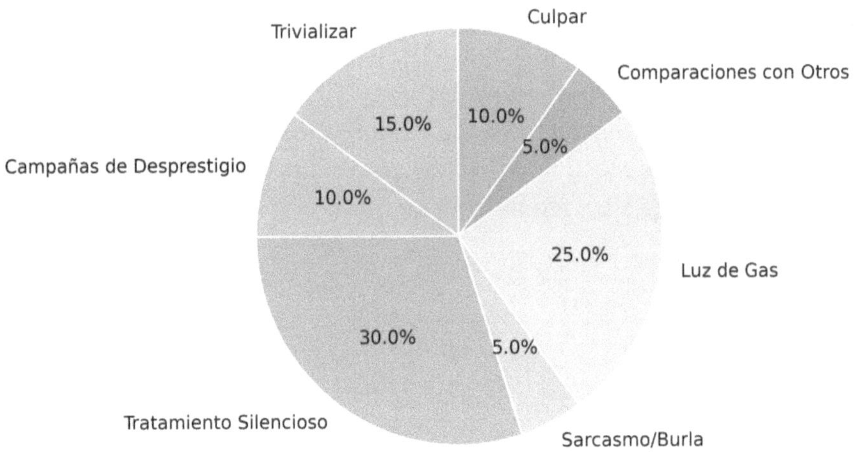

BLA: Culpar

COM: Comparaciones con Otros

GAS: Luz de Gas

SAR: Sarcasmo/Burla

SIL: Tratamiento Silencioso

SME: Campañas de Desprestigio

TRI: Trivializar

Este gráfico destaca la diversa gama de tácticas de devaluación empleadas en los ciclos de abuso narcisista. Si bien el tratamiento silencioso parece ser el más utilizado, es crucial reconocer el impacto significativo de otras tácticas como la luz de gas y las campañas de desprestigio. La prevalencia de trivializar y culpar enfatiza la tendencia del abusador a trasladar la responsabilidad e invalidar las experiencias de la víctima. El impacto combinado de estas tácticas crea una atmósfera generalizada de control y manipulación emocional.

Fase de descarte

En la fase de descarte, el último acto en el ciclo de abuso narcisista, el narcisista se deshace de su víctima de manera definitiva. La devaluación previa ya no se interrumpe por intentos de reconciliación, sino que culmina en un rechazo abierto e ignorancia. El narcisista puede romper el contacto abruptamente, desterrar a la víctima de su vida, sin explicación o con justificaciones poco convincentes. Este rechazo frío refuerza las dudas sobre sí mismo y el sentimiento de inutilidad en la víctima. El narcisista puede llegar a difamar activamente a la víctima y a incitar a conocidos en común en su contra. Un repentino corte de contacto tras una larga y intensa comunicación puede ser un indicio de esta fase. La fase de descarte sirve al narcisista para mantener su control sobre la situación, incluso cuando termina la relación. La víctima a menudo queda con preguntas sin respuesta y una profunda herida emocional. Este final abrupto dificulta el procesamiento de lo vivido, ya que no queda espacio para el cierre o la confrontación. El descarte también puede manifestarse de manera más sutil, al distanciar emocionalmente a la víctima y al mismo tiempo buscar nuevas "fuentes" de suministro narcisista. La víctima siente la creciente frialdad e indiferencia, pero permanece atrapada en la esperanza de una mejora en la relación. Así, se intensifica la dependencia y la pérdida de control de la víctima. [s46] [s47] El narcisista se beneficia de esta dinámica, ya que continúa satisfaciendo sus necesidades sin sentirse responsable. La fase de descarte no siempre es el final definitivo de la relación. El ciclo puede comenzar de nuevo, con una nueva fase de idealización, en la que el narcisista recupera a la víctima, a menudo con la promesa de haber cambiado. Esta nueva idealización refuerza el vínculo y hace que sea aún más difícil para la víctima liberarse del ciclo de abuso. Comprender esta dinámica es crucial para reconocer las manipulaciones del narcisista y liberarse de la relación tóxica.

Bueno saber

Descarte

La fase de descarte es el último paso en el ciclo de abuso, donde el narcisista termina la relación con la víctima de manera definitiva. Esto puede ocurrir de forma abrupta y sin explicación o de manera gradual a través de la distanciación emocional. Para la víctima, esta fase es especialmente dolorosa, ya que queda con sentimientos de inutilidad y confusión.

Fase de Descarte - Ciclo de Abuso

Estado emocional de la víctima durante la fase de descarte de un ciclo de abuso narcisista.

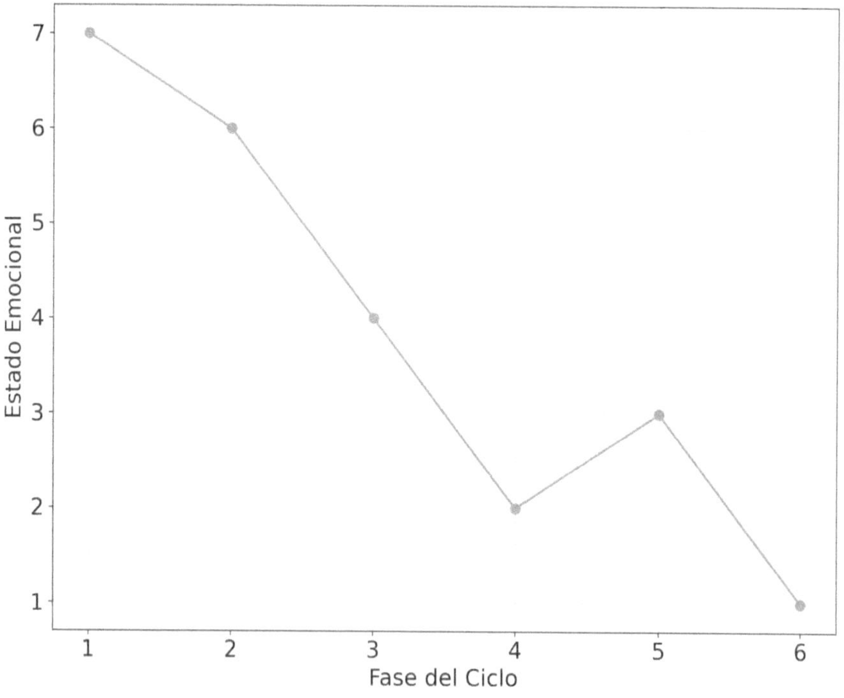

El gráfico muestra un fuerte descenso en el bienestar emocional de la víctima a medida que se intensifica la devaluación, que culmina en el descarte. El ligero aumento posterior puede indicar un alivio o esperanza inicial, seguido rápidamente de una caída más profunda en la desesperación y la confusión a medida que se asienta la realidad de la situación. Este efecto de 'montaña rusa' destaca el trauma emocional y la inestabilidad que se experimentan durante esta fase.

Consejos concretos

- Visualiza el ciclo de abuso como un carrusel giratorio en el que estás atrapado.
- Diseña una estrategia de salida del carrusel, pensando en pasos concretos para interrumpir el ciclo.
- Imagina que saltas del carrusel y aterrizas de manera segura en tierra firme.
- Desarrolla una señal de alto interna que levantes tan pronto como reconozcas los primeros signos de un nuevo ciclo de abuso.
- Reúne pruebas de los patrones de abuso, como guardar correos electrónicos o mensajes.
- Crea una lista de los aspectos positivos de tu vida fuera de la relación tóxica para reorientar tu enfoque.
- Busca un "ángel de la guarda", una persona de confianza que te acompañe y apoye durante el proceso de salida.
- Despídete simbólicamente de la esperanza de cambio en el narcisista, por ejemplo, escribiendo una carta y quemándola.
- Concentra tu energía en construir nuevas relaciones saludables basadas en la apreciación y el respeto.
- Permítete sentir y procesar el duelo por la pérdida de la relación.
- Celebra cada paso hacia la libertad e independencia, sin importar cuán pequeño parezca.
- Internaliza la frase: "Mi bienestar es lo primero."
- Considera la experiencia como una lección que te ha hecho más fuerte y sabio.

Revisión - 3. Abuso narcisista

El abuso narcisista deja heridas profundas que a menudo son invisibles, pero que moldean de manera duradera la vida de las personas afectadas. Las diversas tácticas, desde la manipulación sutil de la realidad hasta la desvalorización y el aislamiento abiertos, tienen como objetivo destruir su autoestima y hacer que se vuelvan dependientes. El ciclo de idealización, desvalorización y rechazo puede mantenerlo atrapado en un torbellino de esperanza y desesperación. Reconozca la dinámica de este abuso y comprenda que no está solo y que hay formas de salir de esta situación tóxica.

Un primer paso importante es validar sus propios sentimientos y percepciones. Lleve un diario para documentar sus experiencias y así protegerse de las distorsiones de la realidad del agresor. Busque el intercambio con personas de confianza a las que pueda abrirse. Su perspectiva externa puede ayudarle a ver la situación con mayor claridad y a desentrañar las tácticas manipulativas. La ayuda profesional, como la terapia, puede ofrecerle el apoyo y la estabilidad necesarios para reconstruir su autoestima y desarrollar estrategias de afrontamiento saludables.

El aislamiento que el agresor provoca intencionadamente dificulta que busque ayuda y abandone la relación. Por lo tanto, concéntrese en reactivar sus contactos sociales y fortalecer su red de apoyo. Trabaje en su independencia financiera, si esta ha sido restringida por el agresor. Cada paso hacia la autosuficiencia es un paso fuera de la dinámica tóxica. Sea consciente de que el camino para salir del abuso puede ser desafiante y que los retrocesos son posibles. No se rinda y recuérdese constantemente sus fortalezas y recursos.

El proceso de sanación tras el abuso narcisista requiere tiempo y paciencia. Permítase procesar las heridas sufridas y buscar apoyo profesional. Confíe en su capacidad para superar la relación tóxica y llevar una vida autodeterminada. Tiene la fuerza para liberarse de este ciclo y crear una vida plena basada en sus propios valores y necesidades. El camino puede ser pedregoso, pero al final le espera una vida en libertad y auto-respeto.

4. Dinámicas de relación

¿Alguna vez se ha preguntado por qué algunas personas caen repetidamente en patrones de relación destructivos similares? La dinámica entre personas con rasgos narcisistas y sus parejas a menudo sigue reglas y patrones ocultos. Estos patrones de comportamiento recurrentes no solo moldean las relaciones de pareja, sino también las familiares y profesionales. Mientras que superficialmente todo parece armonioso, bajo la superficie se desarrollan sutiles luchas de poder y dependencias emocionales. En este capítulo, desciframos los complejos mecanismos que mantienen vivas tales relaciones y descubrimos por qué son tan difíciles de romper.

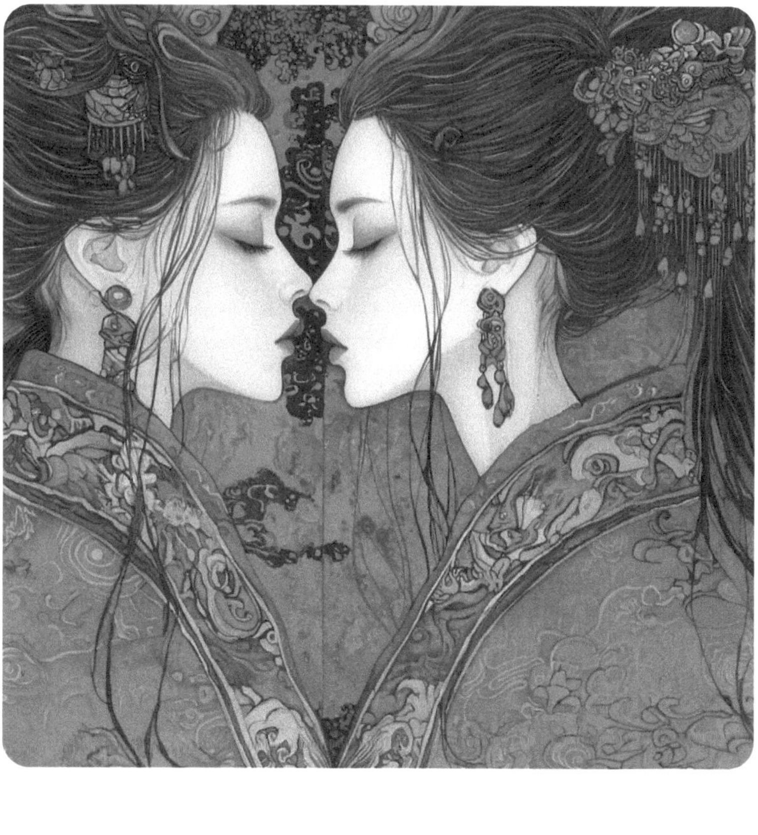

4. 1 Patrones de pareja

Los patrones de pareja con personas con rasgos narcisistas a menudo conllevan dinámicas sutiles pero destructivas. El control, la desigualdad de poder y la manipulación emocional caracterizan la vida cotidiana de la relación y conducen a graves consecuencias para la pareja no narcisista. Esto se manifiesta en una autonomía restringida, pérdida de la autoestima y cargas psicológicas como la ansiedad y la depresión. El análisis de estos patrones ayuda a comprender la propia situación y a reconocer los mecanismos tóxicos. Proporciona la base para los cambios necesarios. Siga leyendo para entender estas dinámicas en detalle y encontrar caminos hacia el cambio.

El control en las relaciones con parejas de rasgos narcisistas sirve para el ejercicio del poder y el aumento de la autoestima del narcisista a expensas de la pareja, lo que conduce a un peligroso desequilibrio de poder.

Comportamiento de control

El comportamiento de control se manifiesta en relaciones con parejas de rasgos narcisistas de diversas maneras. Este comportamiento a menudo sirve para estabilizar la autoestima del narcisista y mantener una sensación de poder y superioridad. El control puede ejercerse a través de diversas estrategias, como la dependencia financiera, la supervisión de la comunicación y los contactos sociales, o la manipulación de decisiones conjuntas. También formas sutiles de control, como la extorsión emocional o minimizar los sentimientos de la pareja, pueden ser muy perjudiciales. La percepción de dominancia por parte de la pareja puede desencadenar en el narcisista afectos negativos y comportamiento belicoso [s48]. Esto lleva a que la pareja se sienta limitada en sus posibilidades de acción y posponga sus necesidades y deseos. El constante control y regulación de la pareja permite al narcisista moldear la relación a su manera y asegurar su propia posición. Las consecuencias para la pareja pueden ser graves, abarcando desde dudas sobre sí mismo y pérdida de autoestima hasta ansiedad y depresión. Si usted reconoce tales dinámicas en su relación, es recomendable buscar apoyo profesional y desarrollar estrategias para liberarse de esta situación. También establecer límites y exigir respeto pueden ser pasos importantes para recuperar su autonomía. [s48] Las dificultades de las personalidades narcisistas para respetar límites se manifiestan no solo en relaciones de pareja, sino también en el contexto terapéutico, donde pueden hacer demandas inapropiadas y dificultar el tratamiento mediante la idealización o devaluación. [s49]

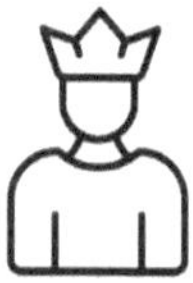

Afectos negativos

Los afectos negativos como la ira, el miedo o la vergüenza pueden aparecer con mayor intensidad en personas narcisistas, especialmente cuando su dominancia o autoestima están amenazadas. Estas explosiones emocionales pueden servir para intimidar y controlar a la pareja.

Autonomía

La pérdida de autonomía es un problema común en relaciones con parejas narcisistas. A través de mecanismos de control y manipulaciones, se le priva a la pareja de la posibilidad de tomar decisiones propias y desarrollar su individualidad.

Comportamiento belicoso

El comportamiento belicoso puede ser una expresión de la necesidad de control y dominancia en la relación. Las parejas narcisistas pueden provocar o escalar conflictos para demostrar su superioridad y someter a la pareja.

Dominancia

En relaciones con parejas narcisistas, la dominancia puede llevar a un desequilibrio de poder, donde la pareja narcisista intenta controlar las decisiones y acciones de la otra pareja. Esto puede manifestarse en diversas formas, desde manipulaciones sutiles hasta agresiones abiertas.

Tácticas de control en las relaciones narcisistas

Tácticas comunes de control empleadas por los narcisistas.

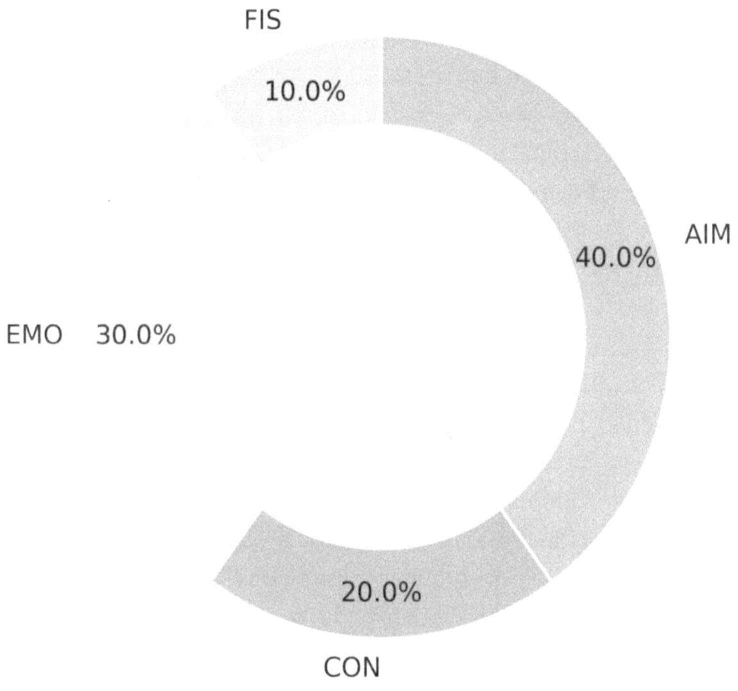

AIM: Aislamiento

EMO: Manipulación Emocional

CON: Control Físico

FIS: Control Financiero

Este gráfico destaca la prevalencia variable de diferentes tácticas de control. El control financiero, a menudo logrado mediante la limitación del acceso a los recursos o la exigencia de dependencia financiera, parece significativo. La manipulación emocional, que incluye gaslighting y culpabilización, representa una parte sustancial, enfatizando la naturaleza insidiosa del abuso emocional. El aislamiento de los sistemas de apoyo, ya sean amigos o familiares, debilita aún más la autonomía de la víctima. Si bien el control físico es menos frecuente que otras formas, su presencia subraya el potencial de escalada dentro de estas relaciones. Comprender estas dinámicas de control es crucial para reconocer y abordar el abuso narcisista.

Desigualdad de poder

En las relaciones con personas con rasgos narcisistas, a menudo surgen relaciones de poder desequilibradas. Este desequilibrio no siempre se manifiesta en agresión abierta o violencia, sino que a menudo es más sutil. Un compañero ejerce control sobre el otro, por ejemplo, regulando sus finanzas o restringiendo sus contactos sociales. [s50] La desigualdad de poder también puede reflejarse en la comunicación, como a través de críticas constantes, minimización de los sentimientos de la pareja o chantaje emocional. Esta dinámica lleva a que la pareja subordinada descuide cada vez más sus necesidades y deseos, y pierda su autonomía. Comienza a cuestionar su percepción y su juicio, lo que disminuye aún más su autoestima. Un ejemplo de esto sería una pareja que socava sistemáticamente la independencia financiera del otro para hacerlo dependiente y consolidar su control. [s50] Este patrón de comportamiento, también conocido como "Control Coercitivo", tiene como objetivo establecer dominancia a través de intimidación, aislamiento y amenazas de violencia implícitas o explícitas. [s50] Así, puede suceder que la pareja controlada se culpe a sí misma por los conflictos y no reconozca las manipulaciones del narcisista como tales. La experiencia continua de abuso de poder puede llevar a cargas psicológicas significativas, como ansiedad, depresión y una profunda pérdida de autoestima. Es importante tomar conciencia de la propia situación y buscar apoyo. Establecer límites, fortalecer la autoestima y, si es necesario, terminar la relación son pasos esenciales para romper con esta desigualdad de poder. También las concepciones de poder en las relaciones pueden influir en el comportamiento. [s51] La investigación muestra que los hombres con creencias de poder más justas informan con menos frecuencia sobre la paralelidad sexual en su relación. [s51] Esto subraya cuán importante es reflexionar sobre las propias concepciones de poder y asociación y trabajar hacia una relación de poder equilibrada.

Bueno saber

Desigualdad de poder

Una desigualdad de poder en una relación con un compañero narcisista surge cuando este intenta obtener control sobre el otro. Esto puede ocurrir a través de diversas tácticas, como la dependencia financiera, el aislamiento social o la manipulación emocional. La víctima pierde así su autonomía y su autoestima.

Desequilibrio de poder en la relación

Distribución del desequilibrio de poder

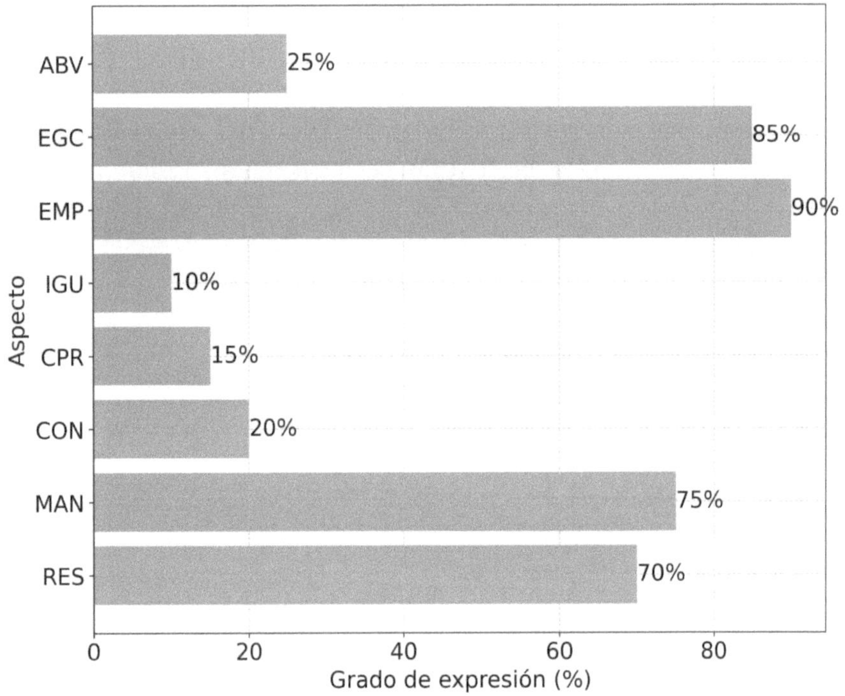

ABV: Abuso	CON: Control
CPR: Compromiso	EGC: Egocentrismo
EMP: Empatía	IGU: Igualdad
MAN: Manipulación	RES: Respeto

El diagrama de barras horizontal visualiza el desequilibrio de poder típico en una relación con dinámica narcisista. La fuerte expresión de control y manipulación, así como el bajo valor de la empatía y la igualdad, ilustran la distribución desigual del poder.

Consejos concretos

- Analiza los conflictos recurrentes en tu relación y anota qué papel asumes en cada uno.
- Observa tu lenguaje corporal en las interacciones con tu pareja: ¿te tensas? ¿te retiras?
- Cambia conscientemente tu reacción habitual en un patrón de conflicto típico y observa los efectos.
- Imagina que tu relación es un baile: ¿qué pasos repites una y otra vez?
- Desarrolla junto a tu pareja nuevos "pasos de baile" estableciendo nuevas reglas de comunicación.
- Crea un "diccionario de sentimientos" compartido para evitar malentendidos en la comunicación.
- Reflexiona sobre qué patrones poco saludables traes de tu familia de origen a tu relación.
- Escribe una carta a tu pareja en la que expreses tus necesidades y deseos en la relación.
- Desarrolla un ritual de aprecio, dándose retroalimentación positiva de manera regular.
- Pasa tiempo con parejas que vivan una dinámica de relación inspiradora y déjate inspirar por ellas.
- Define junto a tu pareja las "reglas del juego" de su relación y escríbelas.
- Dedica tiempo regularmente a conversaciones de pareja, donde hablen abierta y honestamente sobre sus necesidades y sentimientos.
- Desarrolla un proyecto conjunto que entusiasme a ambos y fortalezca su conexión.

4. 2 Construcción de la relación

La gestión de relaciones en relaciones marcadas por el narcisismo presenta desafíos especiales. Establecer límites, desarrollar estrategias de comunicación y afirmarse a uno mismo son esenciales para proteger el bienestar personal y fomentar interacciones saludables. Sin embargo, lidiar con la falta de empatía, las transgresiones de límites y los patrones de comunicación manipulativos puede ser agotador. Este capítulo examina las dinámicas de tales relaciones y muestra cómo puede preservar sus necesidades mientras evita escaladas. Se trata de empoderarse y aprender a manejar constructivamente las dificultades. Siga leyendo y descubra cómo puede gestionar activamente sus relaciones con personas narcisistas y proteger su salud emocional.

En relaciones con personas con rasgos narcisistas, el mantenimiento de los propios límites y necesidades es la clave para proteger el propio bienestar.

Establecimiento de límites

En relaciones con personas que presentan un trastorno de personalidad narcisista (TPN), el establecimiento de límites es esencial para su propio bienestar. Las personas con TPN a menudo tienen dificultades para reconocer y respetar los límites de los demás [s52]. Esto puede manifestarse en diferentes comportamientos, como ignorar solicitudes, cruzar límites personales o intentar controlar sus decisiones. Por lo tanto, es necesario establecer límites claros y aplicarlos de manera consistente para protegerse de la carga emocional y psicológica. Establecer límites significa definir sus propias necesidades y límites y comunicarlos a la otra persona. No se trata de controlar a la otra persona, sino de protegerse a sí mismo. Un "no" claro a demandas inapropiadas es un primer paso. Limitar el contacto, por ejemplo, respondiendo llamadas solo en ciertos momentos, también puede ser útil. Es importante que mantenga los límites establecidos de manera consistente, incluso si esto provoca resistencia. Esta consistencia en su comportamiento subraya la seriedad de su establecimiento de límites y ayuda a que sus límites sean respetados a largo plazo. La influencia parental puede, como muestran los estudios, tener un impacto en el desarrollo de rasgos narcisistas [s53]. Un cuidado excesivo y una sobrevaloración por parte de los padres pueden contribuir a visiones de sí mismo poco realistas y a un sentido de derecho. Esto puede manifestarse en la adultez como dificultades para establecer límites.

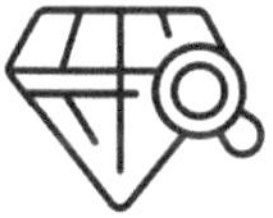

Comprender esta dinámica puede ayudarle a contextualizar el comportamiento de la persona con TPN, pero no cambia la necesidad de proteger sus propios límites. Por ejemplo, una paciente tuvo dificultades para mantener límites interpersonales adecuados en relaciones profesionales, lo que afectó su capacidad para establecer relaciones respetuosas con proveedores médicos [s52]. Este ejemplo ilustra cuán importante es la capacidad de establecer límites para todas las relaciones.

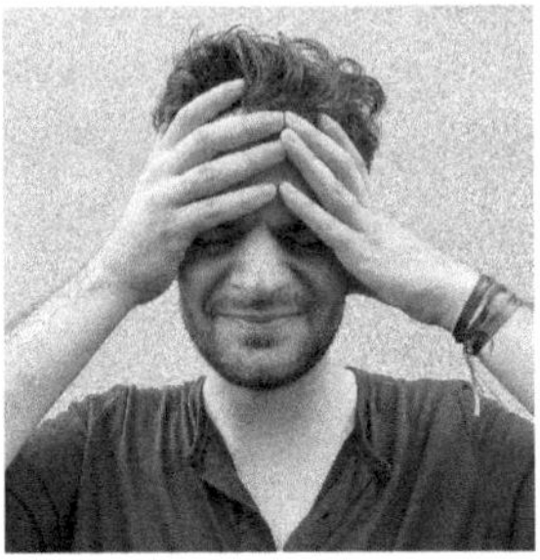

Carga emocional [i4]

Bueno saber

Influencia parental

La crianza y la relación con los padres juegan un papel importante en el desarrollo de rasgos de personalidad narcisista. Por ejemplo, la admiración o crítica excesiva en la infancia puede llevar a una autoimagen distorsionada y dificultades en las relaciones interpersonales. Esto puede influir en la posterior tendencia a comportamientos narcisistas y afectar la capacidad de empatía y respeto por los límites.

Límites interpersonales

La capacidad de establecer y respetar límites interpersonales saludables es esencial para cualquier relación. Las personas con TPN a menudo tienen dificultades para reconocer y aceptar los límites de los demás. Tienden a cruzar los límites de los demás para satisfacer sus propias necesidades, lo que puede llevar a conflictos y carga emocional. Para la pareja, es importante comunicar y defender estos límites de manera clara.

Eficacia de los límites con individuos narcisistas

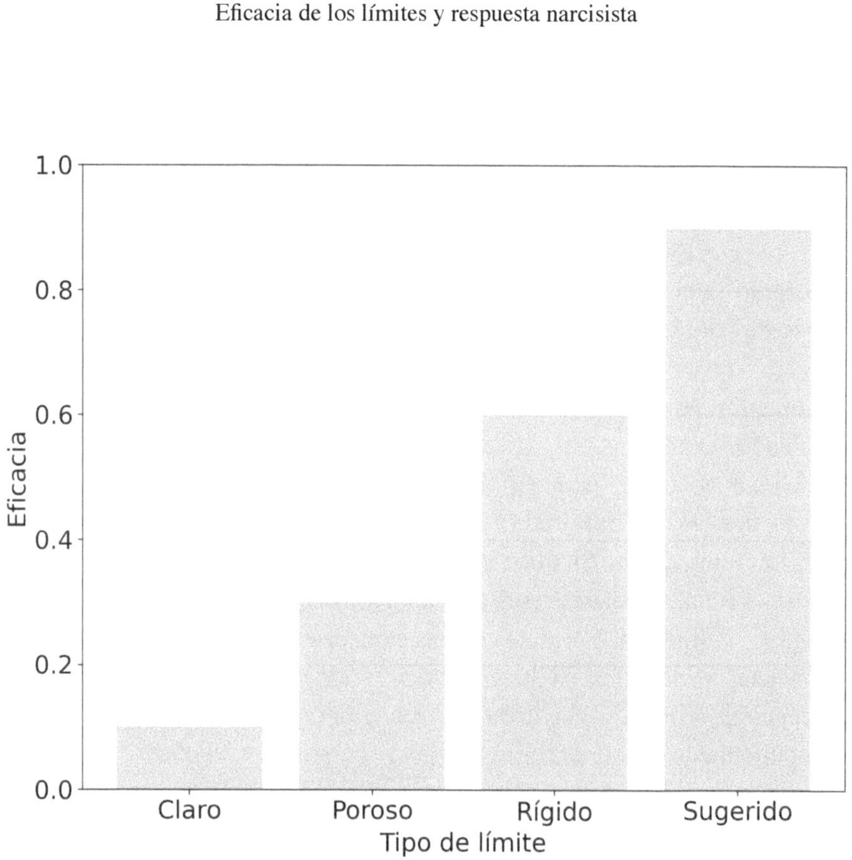

Cla: Claro

Por: Poroso

Ríg: Rígido

Sug: Sugerido

A medida que el límite se vuelve más firme y se aplica de forma más consistente, su eficacia generalmente aumenta, pero también tiende a provocar una reacción narcisista más fuerte. Si bien los límites porosos ofrecen una protección mínima, los límites claros y rígidos, aunque son más eficaces, pueden conducir a tácticas manipuladoras intensificadas o al abandono por parte del narcisista.

Estrategias de comunicación

Las estrategias de comunicación en relaciones con personas con rasgos narcisistas requieren ajustes para interactuar de manera efectiva y preservar sus propias necesidades. Comprender los patrones de comunicación típicos de las personas con TNP puede ayudar a minimizar conflictos y facilitar la comunicación. Las personas con rasgos narcisistas tienden a dominar las conversaciones y a centrarse en sí mismas. Utilizan la comunicación a menudo para la autoexaltación y menos para un intercambio genuino. En lugar de contradecir o criticar directamente, lo que a menudo provoca un comportamiento defensivo, puede intentar reflejar la declaración de la persona con TNP, resumiendo su perspectiva y así señalando comprensión. Esto puede ayudar a reducir la escalada emocional y crear una atmósfera de conversación constructiva. Al mismo tiempo, es importante establecer claramente sus propios límites en la comunicación. Si nota que una conversación se vuelve unilateral o que sus necesidades son ignoradas, puede abordarlo de manera tranquila y objetiva. Formule sus necesidades de manera clara y directa, sin acusar o atacar a la persona con TNP. Concéntrese en su propia percepción y límites. En lugar de decir, por ejemplo: "Me interrumpes constantemente", podría formular: "No me siento escuchado cuando me interrumpen constantemente. Me gustaría poder terminar mis ideas." A través de este tipo de comunicación, protege sus propias necesidades sin atacar directamente a la persona con TNP, lo que aumenta la probabilidad de un diálogo constructivo. El análisis del lenguaje de las personas con TNP muestra que a menudo expresan percepciones grandiosas de sí mismas y una falta de sensibilidad emocional. Reconocer estos patrones puede ayudar a comprender mejor la comunicación y reaccionar en consecuencia. Si, por ejemplo, nota que la otra persona ignora los sentimientos de los demás, puede intentar nombrar explícitamente esos sentimientos e incorporarlos a la conversación. Un tono de voz tranquilo y respetuoso,

combinado con declaraciones claras sobre sus propias necesidades y límites, contribuye a mejorar la comunicación en relaciones con personas con rasgos narcisistas y a proteger su bienestar. En situaciones controladas, las personas con TNP pueden mostrar empathie, lo que indica habilidades cognitivas de empatía intactas. Sin embargo, en situaciones emocionalmente cargadas, a menudo les resulta difícil responder de manera empática. Este conocimiento puede ayudarle a clasificar mejor las reacciones de la persona con TNP y ajustar su estrategia de comunicación en consecuencia. En situaciones emocionalmente tensas, puede ser útil posponer la comunicación hasta que los ánimos se calmen.

Bueno saber

Constructivo

Una atmósfera de conversación 'constructiva' se caracteriza por el respeto, la apertura y la voluntad de encontrar soluciones juntos. En relaciones con personas narcisistas, es importante crear tal atmósfera para minimizar conflictos y facilitar la comunicación. Esto se puede lograr mediante la escucha activa, la formulación clara de las propias necesidades y evitando las acusaciones.

Reflejar

En el contexto de la comunicación con personas narcisistas, 'reflejar' significa escuchar activamente las declaraciones del interlocutor y reproducir su perspectiva con sus propias palabras. Esto señala comprensión y puede ayudar a desescalar la escalada emocional sin evaluar o estar de acuerdo con la declaración.

Estrategias efectivas de comunicación con narcisistas

Distribución de estrategias de comunicación exitosas al interactuar con personas que muestran rasgos narcisistas.

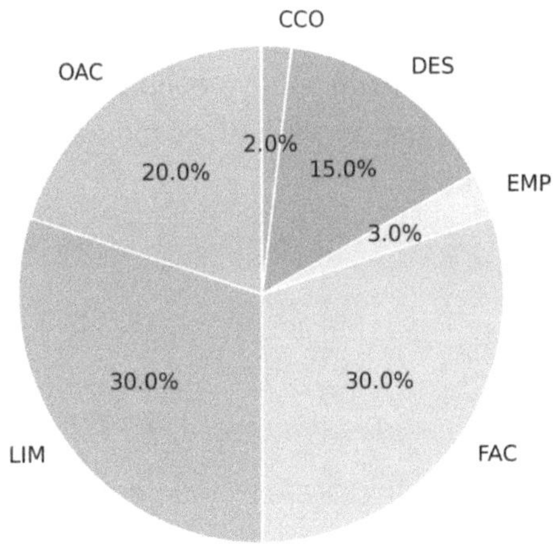

CCO: Confrontación Directa (Generalmente Ineficaz)

DES: Desconexión (Retirada Estratégica)

EMP: Empatía y Validación (Aplicación Limitada)

FAC: Comunicación Objetiva (Enfoque en Hechos)

LIM: Límites (Claros y Consistentes)

OAC: Autocuidado (Priorizando las Propias Necesidades)

Los datos resaltan la importancia de establecer límites y centrarse en la comunicación objetiva cuando se trata con personas narcisistas. Si bien la empatía y la validación emocional pueden ser útiles en muchos contextos interpersonales, su eficacia se reduce significativamente en estas situaciones. Priorizar el autocuidado y desconectarse cuando sea necesario surge como crucial para mantener límites saludables. La representación mínima de la confrontación directa subraya la ineficacia y el potencial de escalada asociado con este enfoque.

Asertividad

La asertividad en relaciones con personas con rasgos narcisistas requiere una comprensión de las propias necesidades y la capacidad de comunicarlas de manera clara y respetuosa. Se trata de defenderse a uno mismo sin atacar o controlar a la otra persona. Un aspecto importante de la asertividad es la capacidad de establecer límites y defenderlos de manera consistente. Esto significa decir "no" cuando no desea o no puede hacer algo y articular sus necesidades de manera clara y precisa. En lugar de pensar que debe satisfacer las necesidades de la persona narcisista, concéntrese en lo que usted necesita para sentirse bien en la relación. La autocuidado y la autoconciencia positivas fortalecen su autoestima y le ayudan a presentarse con más confianza [s54]. La resiliencia, la capacidad de recuperarse de los reveses, también juega un papel crucial. Le permite manejar los inevitables conflictos en la relación sin perder su autoestima [s54]. Por ejemplo, si se da cuenta de que una conversación va en una dirección que le resulta incómoda, puede abandonar la situación o cambiar de tema. Otro aspecto importante es no dejarse intimidar por los intentos de la persona narcisista de sobrepasar sus límites. Mantenga la calma y sea firme, repitiendo sus límites si es necesario. Cumplir consistentemente con sus límites le comunica a la otra persona que habla en serio y contribuye a un trato más respetuoso a largo plazo. La tendencia de las personas con rasgos narcisistas a utilizar situaciones sociales para su propia elevación de estatus [s55] puede generar tensiones. Aquí es importante mantener en mente sus propias necesidades y prioridades y no dejarse atrapar en juegos de poder. Concéntrese en una comunicación auténtica y evite entrar en la dinámica de superioridad e inferioridad. Al comunicar claramente sus necesidades, proteger sus límites y cuidar su salud emocional, fortalece su asertividad y establece la base para una relación más equilibrada. Un terapeuta puede ayudarle a fortalecer su asertividad al brindarle un

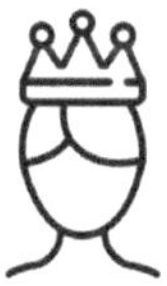

sentido de comprensión y valor [s56]. Esto puede ser especialmente útil si tiene dificultades para reconocer y articular sus propias necesidades debido a la relación con una persona narcisista.

Bueno saber

Asertividad

La capacidad de comunicar y defender las propias necesidades y derechos en una relación de manera clara y respetuosa, sin ser agresivo o pasivo. En una relación con una persona narcisista, la asertividad es esencial para proteger los propios límites y mantener una autoestima saludable.

Autoconciencia

La capacidad de reconocer y entender las propias emociones, pensamientos y comportamientos. Una autoconciencia saludable es importante para reconocer el impacto del comportamiento narcisista en el propio bienestar y responder de manera adecuada.

Autocuidado

Acciones activas que se toman para proteger y promover la propia salud física y emocional. En una relación con una persona narcisista, el autocuidado puede significar tomarse tiempo para uno mismo, establecer límites saludables y buscar apoyo de amigos, familiares o un terapeuta.

Auténtico

En el contexto de una relación con personas narcisistas, ser auténtico significa mantenerse fiel a uno mismo y expresar los propios pensamientos, sentimientos y necesidades sin dejarse influenciar o manipular por la persona narcisista.

Desarrollo de la asertividad en una relación afectada por TNP

Correlación entre la asertividad y la calidad de la relación a lo largo del tiempo.

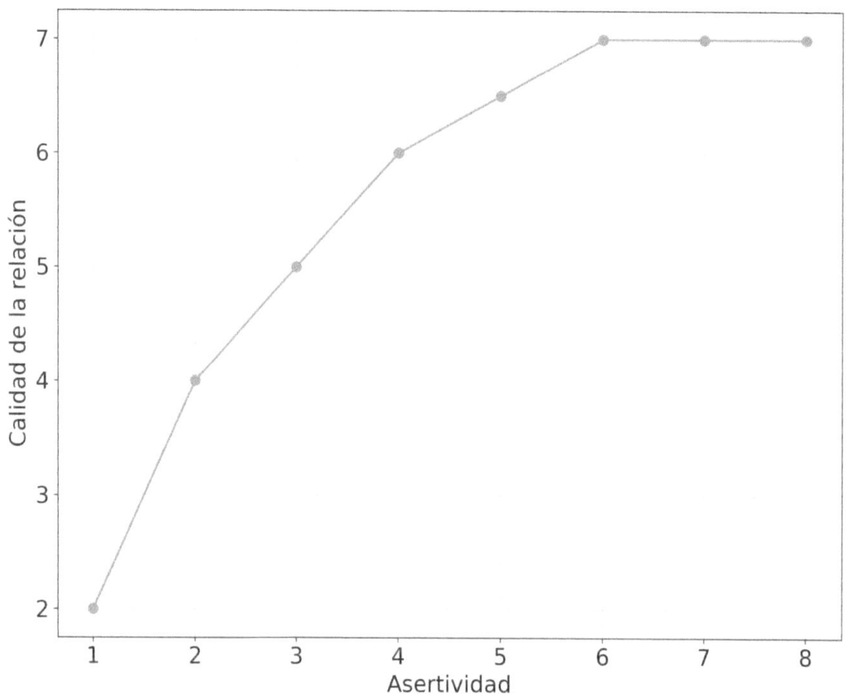

El gráfico ilustra una correlación positiva entre el aumento de la asertividad y la mejora de la calidad de la relación. Inicialmente, una baja asertividad se corresponde con una mala calidad de la relación. A medida que se desarrolla la asertividad, la calidad de la relación también mejora, lo que sugiere que establecer límites y expresar las necesidades contribuye a una dinámica más saludable. Sin embargo, la curva finalmente se estabiliza, lo que indica que la asertividad por sí sola puede no resolver completamente los problemas de relación profundamente arraigados relacionados con el TNP.

Consejos concretos

- Cambia tu perspectiva: considera la construcción de la relación como un proyecto conjunto en el que ambos partners participan activamente.
- Desarrolla una comprensión de las necesidades subyacentes del otro, incluso si su comportamiento te resulta incomprensible.
- Asume la plena responsabilidad de tus propios sentimientos y reacciones, en lugar de culpar al otro.
- Crea rituales de encuentro que permitan un espacio para el intercambio auténtico y la cercanía emocional.
- Experimenta con diferentes formas de comunicación para descubrir qué tipo de interacción es más fructífera para ambas partes.
- Incorpora elementos humorísticos en la construcción de la relación para aligerar el ambiente y reducir tensiones.
- Aprende a anticipar las necesidades del otro y a abordarlas proactivamente, sin descuidar tus propias necesidades.
- Desarrolla conjuntamente estrategias para la resolución de conflictos que se basen en el respeto mutuo y la disposición al compromiso.
- Reflexiona regularmente sobre el desarrollo de tu relación y ajusta tus estrategias a las dinámicas cambiantes.
- Esté dispuesto a soltar viejos patrones y hábitos para permitir nuevas formas de construir la relación.
- Celebra juntos los hitos y logros alcanzados en la construcción de la relación para reforzar la dinámica positiva.
- Permítete mostrar vulnerabilidades y permitir la cercanía emocional para profundizar el vínculo.

4. 3 Resolución de conflictos

La gestión de conflictos en relaciones con personas de rasgos narcisistas presenta desafíos particulares. Reconocer patrones de relación tóxicos y manejar mecanismos de defensa como la grandiosidad o comportamientos manipulativos es esencial para establecer una comunicación constructiva. El establecimiento de límites y el desarrollo de estrategias de desescalada juegan un papel decisivo en este proceso. Este apartado le ofrece enfoques concretos para mejorar la gestión de conflictos y, de este modo, fomenta su competencia de acción en constelaciones relacionales desafiantes.

La delimitación coherente de límites y la comunicación auténtica, junto con la promoción de la auto-responsabilidad, constituyen el núcleo de una resolución constructiva de conflictos en relaciones con patrones de personalidad narcisista.

Técnicas de desescalada

Las técnicas de desescalada en el trato con personas con trastorno de personalidad narcisista tienen como objetivo desactivar situaciones de conflicto y permitir una comunicación constructiva. Un aspecto importante es el establecimiento de límites claros y el cumplimiento constante de estos, como citas regulares y limitadas en el tiempo, independientemente de crisis agudas [s57]. Las transgresiones de límites no deben ser toleradas, salvo en verdaderas emergencias. Al mismo tiempo, es importante una comunicación abierta, auténtica y no valorativa para construir una relación de confianza [s57]. En este sentido, es fundamental comunicar claramente los propios sentimientos y necesidades, al tiempo que se reconoce la perspectiva del otro, sin asumir la responsabilidad de encontrar soluciones. En su lugar, se debe apoyar a la persona afectada en la resolución de problemas y asignarle la responsabilidad principal en la búsqueda de soluciones [s57]. En crisis recurrentes, el desarrollo de un plan flexible de gestión de crisis puede ser útil [s57]. La técnica FRAMES ofrece un enfoque basado en la retroalimentación, la responsabilidad, la oferta de diversas estrategias, la empatía y la promoción de la autoeficacia [s58]. Por ejemplo, se pueden enseñar diferentes estrategias para el manejo del estrés y enfatizar la responsabilidad del afectado en su implementación. La relación terapéutica puede verse afectada por la tendencia a la idealización y devaluación [s58]. Un enfoque de tratamiento estructurado y la minimización del 'splitting' – es decir, la pintura en blanco y negro de personas y situaciones – pueden ayudar a contener estas dinámicas y estabilizar la relación terapéutica [s58].

El trabajo en el equipo de tratamiento debe caracterizarse por una comunicación abierta y la reflexión sobre el propio papel en el proceso terapéutico [s57]. La comprensión de los miedos subyacentes, como el miedo al abandono o la ira reprimida, puede ayudar a entender mejor los comportamientos a menudo difíciles y a reaccionar adecuadamente [s57]. Los afectos positivos y la resiliencia juegan un papel importante en el manejo de traumas y pueden mitigar los efectos negativos de las características narcisistas [s59]. Por lo tanto, fomentar la resiliencia puede ser un componente importante de la terapia [s59].

Bueno saber

Splitting

Un mecanismo de defensa que a menudo se presenta en personas con trastorno de personalidad narcisista. Se trata de clasificar a personas y situaciones en categorías extremadamente positivas o negativas, sin percibir los matices intermedios. Esto conduce a relaciones inestables y dificulta la resolución de conflictos.

Técnica FRAMES

Un enfoque de conversación motivador que se utiliza en la terapia de personas con trastorno de personalidad narcisista para fomentar cambios de comportamiento sin presión ni confrontación. Los componentes individuales (retroalimentación, responsabilidad, asesoramiento/oferta de estrategias, menú, empatía, autoeficacia) tienen como objetivo fortalecer la automotivación y la autogestión del afectado.

Técnicas de desescalada

Métodos de comunicación específicos que tienen como objetivo reducir las tensiones emocionales y los comportamientos agresivos en personas con trastorno de personalidad narcisista y fomentar una interacción constructiva. Son especialmente importantes en situaciones de conflicto para evitar escaladas y permitir un debate objetivo.

Eficacia de las técnicas de desescalada

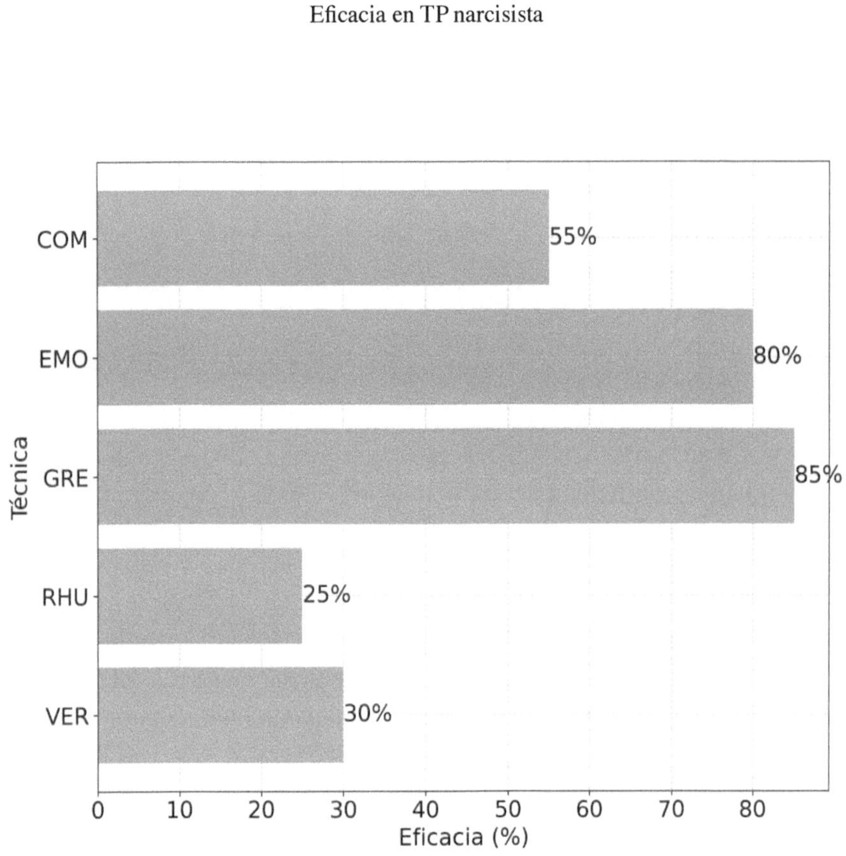

COM: Compromiso
EMO: Validación Emocional
GRE: Establecer límites
RHU: Mantener la calma
VER: Evitación

La eficacia de las técnicas varía mucho. 'Establecer límites' y 'Mantener la calma' muestran la mayor efectividad, mientras que 'Compromiso' y 'Validación Emocional' son significativamente menos efectivas. 'Evitación' se encuentra en el rango medio, lo que sugiere que esta estrategia puede ser útil según la situación.

Mecanismos de protección

Los mecanismos de protección sirven a las personas con trastorno de personalidad narcisista para estabilizar su frágil autoestima y protegerse de las ofensas. Estos mecanismos suelen ser inconscientes y se manifiestan en diversas conductas. Incluyen, por ejemplo, grandiositaet, que se expresa en una auto-representación exagerada y en la necesidad de admiración, así como la devaluación de otros para elevarse a sí mismos. Las fantasías de éxito o poder ilimitados también pueden servir como mecanismo de protección para compensar el vacío interno. Otro aspecto es la hipersensibilidad a la crítica. Comentarios pequeños que no se alinean con la auto-percepción idealizada pueden ser considerados como ataques y provocar reacciones intensas. Estas reacciones pueden variar desde estallidos de ira hasta el retiro y el silencio. El comportamiento manipulador, como aprovecharse de otros para fines propios o generar sentimientos de culpa, también sirve para proteger la autoestima. Para contrarrestar estos mecanismos, es útil tomar conciencia de la propia vulnerabilidad y desarrollar estrategias alternativas para la regulación de la autoestima. La resilienz, es decir, la capacidad de enfrentar situaciones difíciles y salir fortalecido de ellas, puede actuar como un amortiguador y mitigar la influencia negativa de las características narcisistas en el bienestar emocional. Como muestra un estudio, la resiliencia media la relación entre rasgos narcisistas y estrés, lo que significa que una mayor resiliencia se asocia con menos experiencias de estrés, incluso en presencia de tendencias narcisistas marcadas. Por ejemplo, aprender técnicas de relajación o fortalecer redes sociales podría aumentar la resiliencia y facilitar el manejo de la crítica.

Comportamiento manipulador

En conflictos, se puede utilizar el comportamiento manipulador para controlar al otro y hacer valer los propios objetivos. Esto puede ocurrir a través de chantaje emocional, acusaciones de culpa o distorsión de hechos.

Hipersensibilidad

La hipersensibilidad a la crítica puede llevar a que, en situaciones de conflicto, incluso las retroalimentaciones constructivas se interpreten como ataques personales. Esto dificulta la búsqueda de soluciones y puede llevar a escaladas.

Mecanismos de defensa comunes en las relaciones narcisistas

Distribución de los mecanismos de defensa empleados en las relaciones narcisistas.

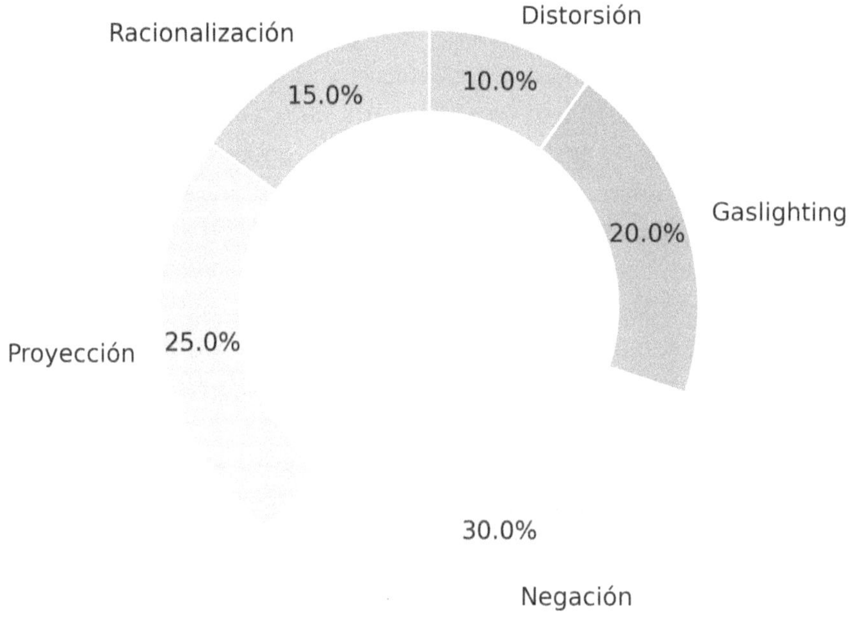

DIS: Distorsión

GAS: Gaslighting

NEG: Negación

PRO: Proyección

RAC: Racionalización

Este gráfico visualiza la prevalencia relativa de varios mecanismos de defensa comúnmente utilizados en relaciones que involucran un trastorno de personalidad narcisista. Si bien la negación parece más prominente, lo que sugiere una fuerte tendencia a rechazar la aceptación de la realidad, la proyección y el gaslighting también están significativamente representados, lo que indica frecuentes tácticas de manipulación y cambio de culpa. La presencia de racionalización y regresión enfatiza el uso de la justificación y la evitación de la responsabilidad. Comprender esta distribución puede ser crucial para reconocer y navegar las complejidades de tales relaciones.

Enfoques de solución

Los enfoques de solución en el contexto de los trastornos de personalidad narcisista requieren un enfoque multifacético que considere tanto la dinámica de las relaciones interpersonales como las necesidades individuales. Es fundamental para tratar con los afectados mantener firmemente los propios límites. Esto puede lograrse, entre otras cosas, mediante reglas claramente definidas en la comunicación, reacciones establecidas ante violaciones de límites y el cumplimiento de acuerdos temporales en contextos laborales y privados. Así, se podría acordar un marco de tiempo fijo para las conversaciones y, en caso de sobrepasarlo, finalizar la conversación de manera cortés pero firme. Al mismo tiempo, es necesaria una comunicación auténtica y abierta, en la que se articulen claramente las propias necesidades, sin negar la perspectiva del otro. La capacidad de asumir la responsabilidad de los propios sentimientos, sin hacerse cargo de los del otro, es crucial. El apoyo en la resolución de problemas debe centrarse en fomentar la selbstwirksamkeit del afectado, asignándole la responsabilidad de encontrar soluciones, en lugar de presentarle soluciones ya elaboradas. En el entorno terapéutico, se recomienda una colaboración interdisciplinaria de diversos profesionales para desarrollar un plan de tratamiento integral y reflexionar regularmente sobre los avances y desafíos. La elaboración conjunta de un plan de crisis puede ayudar a los afectados a actuar de manera estructurada en situaciones agudas y fortalecer su autorregulación. Los médicos deben ser conscientes de su propia actitud hacia los trastornos de personalidad y reconocerlos como enfermedades para garantizar un tratamiento objetivo y profesional.

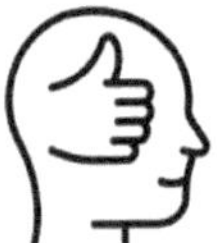

La evitación de una medicación excesiva, especialmente de sustancias potencialmente adictivas, también contribuye a una terapia segura y efectiva. Además, es aconsejable establecer límites claros desde el principio en la relación terapéutica y oponerse de manera firme a los intentos de sobrepasarlos.

Bueno saber

Autorregulación

La autorregulación juega un papel crucial en la resolución de conflictos con personas con trastorno de personalidad narcisista. Describe la capacidad de controlar las propias emociones e impulsos, lo que en situaciones de conflicto puede ayudar a evitar escaladas y encontrar una solución constructiva. El fortalecimiento de la autorregulación puede ser promovido a través de intervenciones terapéuticas, como ejercicios de atención plena o entrenamiento en regulación emocional.

Interdisciplinario

En el contexto de la terapia de los trastornos de personalidad narcisista, la colaboración interdisciplinaria significa que diferentes disciplinas como psiquiatría, psicología y, si es necesario, trabajo social colaboran para garantizar una comprensión integral del trastorno y un plan de tratamiento individual. Esto puede mejorar la efectividad de la terapia, ya que se incorporan diversas perspectivas y experticias.

Enfoques de resolución de conflictos con individuos narcisistas

Eficacia, esfuerzo y sostenibilidad de los enfoques de resolución de conflictos.

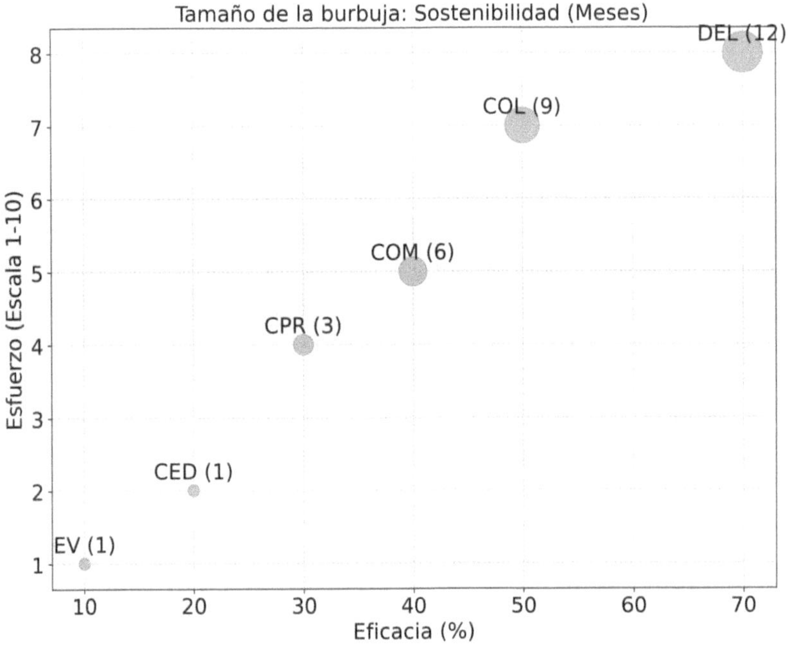

Blasengröße: Sostenibilidad (Meses)

CED: Ceder

COM: Comunicación empática

DEL: Delimitación

COL: Colaboración (si es posible)

CPR: Compromiso (limitado)

EV: Evasión

El gráfico revela una compleja interacción entre el esfuerzo, la eficacia y la sostenibilidad. Si bien algunos enfoques de bajo esfuerzo pueden ofrecer un alivio temporal (por ejemplo, ceder), carecen de sostenibilidad a largo plazo e incluso pueden empeorar la situación. Por el contrario, las estrategias de mayor esfuerzo, como el establecimiento de límites, demuestran una mayor eficacia y sostenibilidad a largo plazo, a pesar de la inversión inicial. Los enfoques de esfuerzo moderado, como la comunicación empática, ofrecen un equilibrio, pero su eficacia depende en gran medida de la voluntad del individuo narcisista de participar.

Consejos concretos

- "Transforma los conflictos en oportunidades: Pregúntate en las disputas qué necesidades insatisfechas hay detrás de las posiciones de ambas partes.
- Reacciona a las acusaciones con preguntas en lugar de defensas: Pregunta a tu interlocutor: "¿Qué quieres decir exactamente con eso?" o "¿Qué necesitas de mí en este momento?".
- Desarrolla una "señal de emergencia" común para situaciones de conflicto: Un gesto o una palabra clave que le indique a ambos: "Necesitamos detenernos y respirar".
- Sal del lugar del conflicto físicamente cuando las emociones se calienten: Acuerda continuar la conversación una vez que ambos se hayan calmado.
- Escribe tus pensamientos y sentimientos en un diario de conflictos para reconocer patrones y desencadenantes recurrentes.
- Crea juntos un "mapa de conflictos": Visualiza los recorridos típicos de los conflictos y marca los puntos donde surgen las escaladas.
- Antes de una conversación sobre conflictos, piensa en tres cualidades positivas de tu interlocutor y recuérdalas durante la conversación.
- Practica el "judo emocional": Deja que la energía del ataque se disipe respondiendo de manera tranquila y serena.
- Utiliza la "método sándwich" para las críticas: Coloca comentarios críticos entre dos afirmaciones positivas.
- Realiza regularmente un "inventario de la relación": Habla sobre lo que va bien en la relación y dónde hay necesidad de mejora.

Revisión - 4. Dinámicas de relación

Las relaciones con personalidades marcadas por el narcisismo a menudo representan un desafío particular. Las dinámicas son complejas y pueden llevar a un desequilibrio en la distribución del poder. Comportamientos de control, manipulación sutil y la dificultad para respetar límites afectan la relación y pueden provocar en la pareja dudas sobre sí misma, ansiedad y depresión. Para contrarrestar estas espirales negativas, es importante entender las dinámicas y desarrollar estrategias que le ayuden a proteger su autonomía y bienestar.

Un primer paso consiste en tomar conciencia de los diferentes mecanismos de control. Estos van desde la dependencia financiera hasta la supervisión de la comunicación y formas sutiles de chantaje emocional. Al reconocer tales patrones en su relación, es crucial establecer límites claros. Esto requiere valentía y coherencia, ya que las personalidades narcisistas a menudo intentan ignorar o socavar estos límites. Comience con pequeños pasos, como rechazar demandas inapropiadas o limitar el contacto en el tiempo. Cuanto más coherentemente comunique y defienda sus límites, mayor será la probabilidad de que sean respetados a largo plazo. Sin embargo, tenga en cuenta que esto puede llevar a resistencia y a intentos de manipulación más intensos. Prepárese internamente y busque apoyo en amigos, familiares o consejeros profesionales.

La comunicación con una persona narcisista requiere estrategias especiales. Evite confrontaciones directas o críticas, ya que estas suelen llevar a reacciones defensivas. En su lugar, intente reflejar la perspectiva del otro, resumiendo sus afirmaciones y señalando comprensión. Esto puede ayudar a desescalar la escalada emocional y crear una base de conversación constructiva. Al mismo tiempo, es importante formular sus propias necesidades de manera clara y respetuosa. Concéntrese en su propia experiencia y evite las acusaciones. Hable, por ejemplo, en "mensajes en primera persona": "Me siento irrespetado cuando..." en lugar de "No me respetas". En situaciones emocionalmente cargadas, puede ser útil posponer la conversación hasta que los ánimos se calmen.

Desarrollar resiliencia y fortalecer su autoafirmación son cruciales para amortiguar los efectos negativos de la dinámica relacional. Invierta en su autocuidado, mantenga sus contactos sociales y busque apoyo profesional si lo necesita. Un terapeuta puede ayudarle a reconocer sus necesidades, fortalecer sus límites y desarrollar estrategias para la regulación de la autoestima. El camino fuera de dinámicas relacionales poco saludables requiere tiempo, paciencia y autorreflexión. Es un proceso que conlleva desafíos, pero que finalmente conduce a una mayor autonomía, autoconciencia y bienestar. Permítase priorizar sus necesidades y abogar por un entorno relacional más saludable. Tiene el poder de generar cambios positivos en su vida.

5. Procesos de curación

¿Cómo volver a encontrarse a uno mismo después de una relación tóxica? El camino para salir de las complicaciones con una persona narcisista es como un viaje que requiere paciencia y valentía. Mientras las heridas del pasado sanan, se desarrollan nuevas perspectivas y patrones de acción. La orientación profesional puede ayudar a redescubrir recursos enterrados y redefinir los propios límites. En este capítulo, iluminamos los pasos decisivos que conducen de la crisis a una vida autodeterminada.

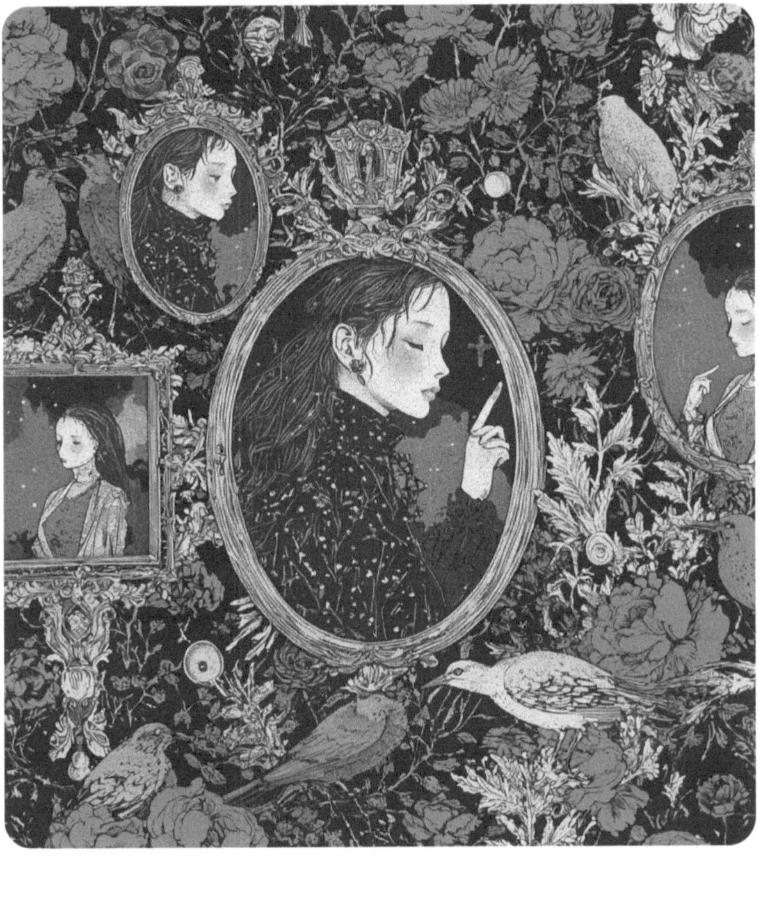

5. 1 Autocuidado

La autoconservación en el proceso de sanación tras el abuso narcisista es esencial para la estabilización emocional y la construcción de una autoestima saludable. Incluye la regulación de emociones, la activación de recursos internos y el desarrollo de estrategias de afrontamiento constructivas. En este contexto, superar patrones disfuncionales y lidiar con amenazas a la autoestima representan desafíos centrales. El enfrentamiento con las propias emociones, pensamientos y comportamientos permite una comprensión más profunda de las propias necesidades y fomenta la autopercepción. Una imagen estable de uno mismo y la capacidad de autorregulación constituyen la base para una vida plena. Descubra a continuación cómo puede integrar la autoconservación de manera concreta en su proceso de sanación y fortalecer su autoeficacia.

La verdadera auto-cuidado en el proceso de sanación significa no reprimir las emociones, sino entenderlas, aceptarlas y regularlas de manera constructiva, para así encontrar un autoestima estable.

Estabilización emocional

La estabilización emocional es un proceso que implica el reconocimiento, la comprensión y la regulación de las emociones. Esto incluye la capacidad de identificar y nombrar diferentes estados emocionales, así como comprender los pensamientos, las sensaciones corporales y los comportamientos asociados [s60]. Un paso importante es diferenciar entre los diferentes "modos", como el modo niño, el modo padre y el modo adulto. Estos modos representan diferentes estados emocionales y estrategias de afrontamiento. A través del trabajo con estos modos, se pueden reconocer y regular las emociones disfuncionales. De manera similar a la terapia de esquemas, donde se utilizan técnicas como el trabajo con sillas, se trata de integrar estos modos y desarrollar un diálogo interno saludable [s61] [s60]. Por ejemplo, un cambio del modo niño enojado al modo adulto calmado se puede lograr mediante técnicas de auto-soothing. La capacidad de regular las emociones es fundamental para una experiencia emocional estable. Esto no significa suprimir las emociones, sino expresarlas y procesarlas de manera adecuada [s61]. La terapia artística ofrece diversas posibilidades en este sentido. A través de procesos creativos, como la pintura, se pueden externalizar y reflexionar sobre las emociones. Valorar las propias obras artísticas fomenta la autoaceptación y la autocompasión, lo que a su vez contribuye a la estabilización emocional [s61]. La terapia artística apoya la integración de diferentes partes de la personalidad y fortalece la función adulta saludable al fomentar el contacto con los propios sentimientos y necesidades [s61]. Al mismo tiempo, ayuda a mejorar la percepción de situaciones, conflictos y relaciones, y a poner a prueba la realidad [s61]. Esto permite superar patrones destructivos y satisfacer necesidades básicas [s61]. Un entorno estable y seguro también es importante para la estabilización emocional. Rutinas y horarios consistentes ayudan a promover la consistencia emocional y conductual [s62]. Esto es especialmente relevante para los padres, quienes deben proporcionar a sus hijos un entorno estable para apoyar su desarrollo emocional [s62]. La relación terapéutica también ofrece un marco seguro en el que se pueden expresar y validar las necesidades [s60]. La validación de las emociones por parte de una persona de referencia o un terapeuta juega un papel importante en el proceso de estabilización emocional. A través de la experiencia de comprensión y aceptación, las personas afectadas aprenden a aceptar y regular mejor sus propias emociones. La estabilización emocional es un proceso continuo que requiere práctica y paciencia. Se trata de comprender, aceptar y manejar constructivamente las propias emociones cada vez mejor.

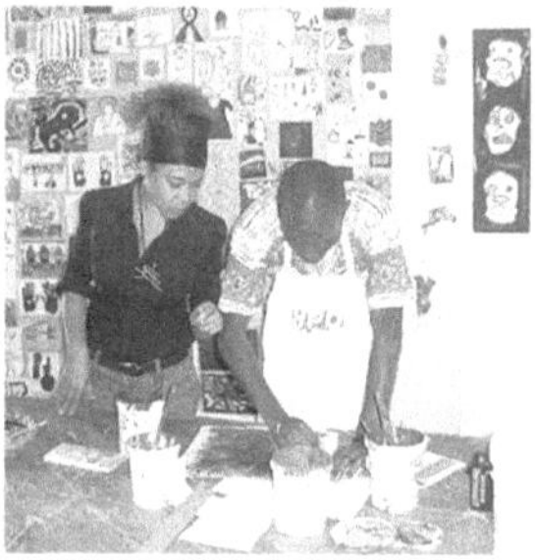

Arteterapia [i5]

Emociones disfuncionales

En el contexto de una relación narcisista, pueden surgir emociones disfuncionales, caracterizadas por cambios de humor intensos, reacciones exageradas y dificultades en el control emocional. Estas pueden surgir debido a la dinámica tóxica de la relación y al descuido o abuso emocional. Prácticas de autocuidado como la atención plena y técnicas de auto-soothing pueden ayudar a manejar estas emociones y recuperar la estabilidad emocional.

Terapia de esquemas

La terapia de esquemas es un enfoque terapéutico que se centra en la identificación y el cambio de patrones emocionales profundamente arraigados (esquemas) que se originan en la infancia y pueden llevar a problemas en la edad adulta. En relación con el abuso narcisista, la terapia de esquemas puede ayudar a procesar los efectos de experiencias traumáticas y romper patrones de relación poco saludables. Fomenta el desarrollo de estrategias de afrontamiento y promueve el autocuidado para construir estabilidad emocional y una autoestima saludable.

Progreso de la Estabilidad Emocional

Ilustra la progresión típica de la estabilidad emocional durante la recuperación del abuso narcisista.

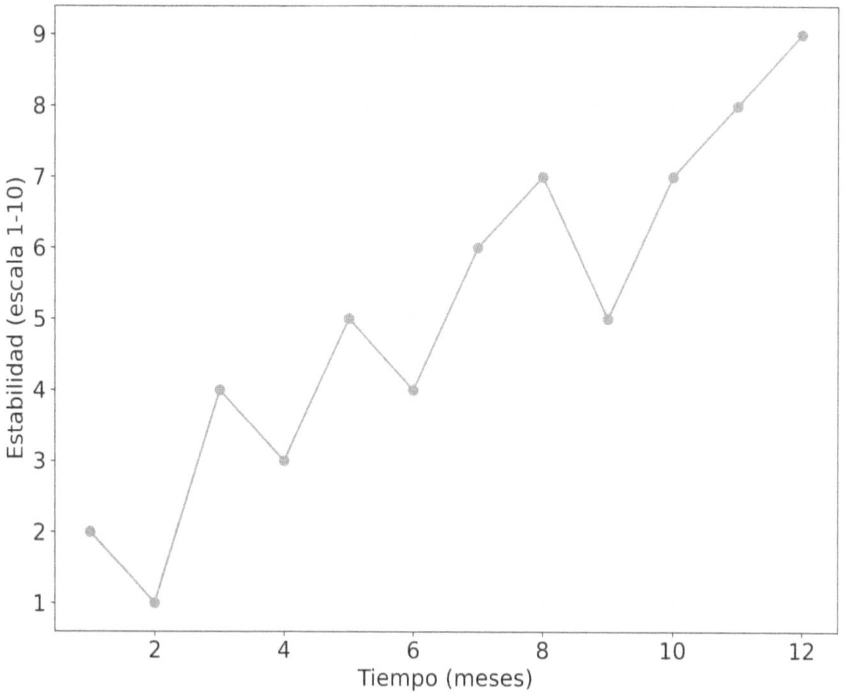

El gráfico muestra un período inicial de intensa fluctuación emocional, seguido de un aumento gradual de la estabilidad. Si bien pueden ocurrir retrocesos, la tendencia general es hacia una mayor regulación emocional y resiliencia. Esto destaca la importancia de las prácticas constantes de autocuidado y el apoyo terapéutico.

Activación de recursos

La activación de recursos en el contexto del autocuidado en el trastorno de personalidad narcisista tiene como objetivo fortalecer la selbstwirksamkeit y promover la autorregulación. Para las personas con estructuras de personalidad poco integradas, el enfoque está en el entrenamiento de la percepción corporal y la mejora de la capacidad para expresar verbalmente emociones y necesidades [s63]. La percepción consciente de las señales corporales, como la tensión o la relajación, puede servir como un punto de anclaje y fortalecer la conexión con uno mismo. Al mismo tiempo, nombrar las emociones permite una percepción más diferenciada de la vida interior y facilita la comunicación con los demás. En estructuras de personalidad más integradas, se prioriza la conexión de experiencias emocionales con vivencias positivas para mejorar la autorregulación [s63]. Los recuerdos de logros o momentos de alegría pueden utilizarse como recursos para encontrar estabilidad en situaciones emocionalmente desafiantes. A través del enfoque consciente en estos anclajes positivos, se puede crear un equilibrio interno y mejorar la regulación emocional. La relación terapéutica ofrece un espacio protegido para descubrir y activar estos recursos. El terapeuta apoya a la persona en el reconocimiento y uso de sus fortalezas y habilidades, promoviendo así el autocuidado y aumentando la autoeficacia. Por ejemplo, la elaboración conjunta de una lista de recursos personales, como pasatiempos, contactos sociales o habilidades especiales, puede contribuir a fortalecer la resiliencia y aumentar la autoestima. La activación regular de estos recursos puede generar un ciclo positivo que fomente la estabilidad emocional y el bienestar general.

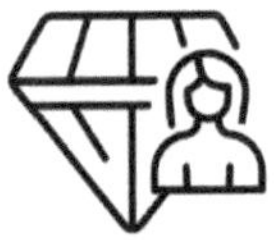

Bueno saber

Estructura de personalidad integrada

Una estructura de personalidad integrada se caracteriza por una imagen estable de uno mismo, la capacidad de autorreflexión y una autoestima realista. En contraste, las personas con una estructura de personalidad poco integrada tienen dificultades para entender y regular sus emociones y necesidades, lo que a menudo se manifiesta en una autoestima inestable y una fuerte dependencia de la validación externa.

Percepción corporal

La percepción corporal describe la capacidad de percibir e interpretar conscientemente las señales del propio cuerpo. Para las personas con trastorno de personalidad narcisista, el entrenamiento de la percepción corporal puede ser útil para reconocer a tiempo las señales de estrés o sobrecarga emocional y reaccionar en consecuencia. Esto puede apoyarse mediante ejercicios como yoga, meditación o relajación muscular progresiva.

Activación de recursos para el autocuidado

Accesibilidad de los recursos de autocuidado

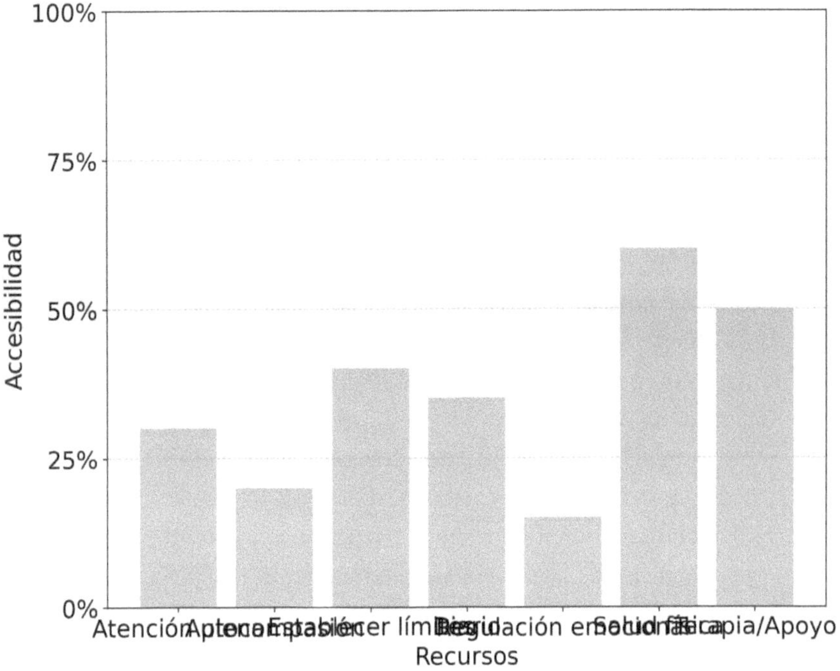

Ate: Atención plena

Aut: Autocompasión

Dia: Diario

Est: Establecer límites

Reg: Regulación emocional

Sal: Salud física

Ter: Terapia/Apoyo

Este gráfico destaca los diferentes niveles de accesibilidad para los distintos recursos de autocuidado. Si bien algunos recursos, como el establecimiento de límites y la búsqueda de terapia, muestran una accesibilidad moderada, otros, como la regulación emocional y la autocompasión, siguen siendo significativamente difíciles. Esto sugiere la necesidad de realizar esfuerzos centrados en mejorar el acceso a estos recursos cruciales para las personas que trabajan en el autocuidado, especialmente en el contexto del trastorno de personalidad narcisista, donde estas habilidades suelen estar poco desarrolladas.

Fortalecimiento de la autoestima

El fortalecimiento de la autoestima se basa en una autoimagen realista y requiere estrategias constructivas para afrontar las amenazas a la autoestima [s64]. En lugar de establecer expectativas poco realistas sobre uno mismo, se trata de reconocer y aceptar tanto las fortalezas como las debilidades. Este proceso de autoaceptación forma la base para una autoestima estable, que es menos susceptible a influencias externas. Es importante reconocer los diálogos internos negativos y la autocrítica excesiva, y reemplazarlos por pensamientos positivos y de apoyo. Por ejemplo, la formulación "He cometido un error, pero puedo aprender de ello" puede ser más útil que "Soy un fracasado". La regulación de la autoestima, es decir, la capacidad de manejar las fluctuaciones de la autoestima, se mejora a través de la confrontación con las propias emociones y patrones de comportamiento [s64]. La terapia cognitivo-conductual (TCC) ofrece herramientas útiles, como la reestructuración cognitiva, para identificar y cambiar patrones de pensamiento negativos [s64]. A través de la reflexión consciente sobre los propios pensamientos y sentimientos, se pueden reconocer comportamientos poco saludables que socavan la autoestima y reemplazarlos gradualmente por estrategias de afrontamiento constructivas. La percepción y denominación consciente de las emociones, como escribir reacciones emocionales en un diario, apoya este proceso y fomenta la autoconciencia. La confrontación con situaciones que provocan ansiedad en el marco de la exposición conductual, otra técnica de TCC, puede ayudar a acumular nuevas experiencias positivas y fortalecer la autoestima de manera sostenible [s64]. Por ejemplo, el miedo al rechazo puede disminuir gradualmente al establecer contactos sociales activos, lo que fortalece la confianza en uno mismo al interactuar con otras personas.

Amenazas a la Autoestima

En personas con trastorno de personalidad narcisista, las amenazas a la autoestima pueden desencadenar reacciones emocionales intensas como ira, vergüenza o miedo, ya que su autoestima suele ser frágil y depende de la validación externa.

Exposición Conductual

La exposición conductual apoya a los afectados a enfrentarse gradualmente a sus miedos, como el miedo a la crítica o al rechazo. A través de experiencias positivas en estas situaciones, se puede fortalecer la autoestima.

Terapia Cognitivo-Conductual (TCC)

La TCC puede ayudar a las personas con trastorno de personalidad narcisista a reconocer y cambiar patrones de pensamiento y comportamientos desfavorables que conducen a problemas con la autoestima.

Áreas de enfoque en la autoestima y el autocuidado (Contexto TNP)

Distribución de las áreas de enfoque para construir una autoestima genuina.

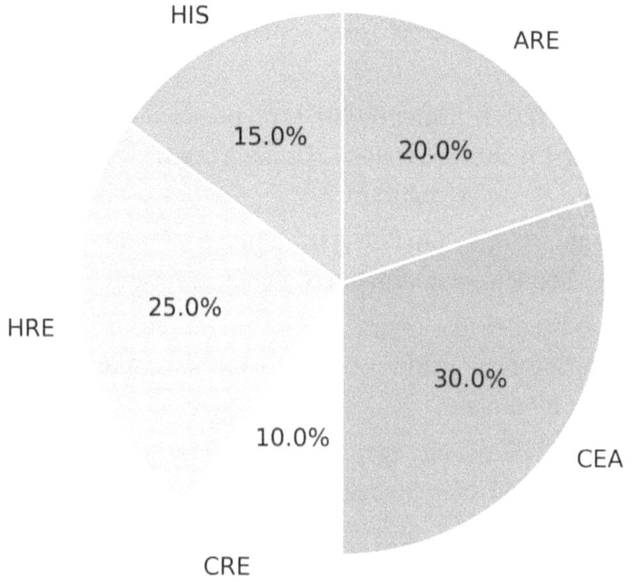

ARE: Autoevaluación Realista
CRE: Compasión/Aceptación de sí mismo
HRE: Habilidades de Regulación Emocional
CEA: Crecimiento Personal
HIS: Habilidades Interpersonales

Este gráfico destaca la importancia de abordar varios aspectos de la autoestima y el autocuidado en el contexto del trastorno narcisista de la personalidad. Una parte significativa se centra en la regulación emocional, enfatizando la necesidad de desarrollar mecanismos de afrontamiento saludables para la angustia emocional. El desarrollo de habilidades interpersonales sugiere la necesidad de cultivar relaciones más saludables basadas en la empatía y el respeto mutuo. La autocompasión y la aceptación representan la base para un cambio duradero, mientras que la autoevaluación realista fomenta una visión equilibrada de las fortalezas y debilidades. Finalmente, el crecimiento personal se centra en fomentar una autoestima genuina más allá de la validación externa.

Consejos concretos

- Cree pequeños rituales de silencio a diario para volver a percibir mejor su voz interior.
- Conecte su autocuidado con la expresión creativa: escriba poemas sobre sus sentimientos o componga melodías que reflejen su estado de ánimo.
- Desarrolle un "kit de primeros auxilios" personal para emergencias emocionales: incluya cosas que le brinden consuelo, como un libro favorito o un aceite aromático.
- Salga a la naturaleza y elija un árbol o una piedra que simbolice su resiliencia. Tóquelo regularmente y sienta su fuerza.
- Transforme los diálogos internos negativos en una conversación con su niño interior: respóndale con compasión y comprensión, como lo haría con un niño real.
- Visualice en su mente un lugar seguro donde se sienta protegido. Visite este lugar en su imaginación siempre que necesite consuelo y protección.
- Desarrolle un símbolo personal para su sanación, como una piedra preciosa o una pintura hecha por usted. Llévelo consigo y recuérdese su fortaleza.
- Muévase intuitivamente al ritmo de la música que exprese sus emociones. Permita que su cuerpo libere los sentimientos.
- Escríbase una carta de amor en la que reconozca todas sus cualidades y fortalezas positivas.
- Pase tiempo con animales. Su afecto desinteresado puede ser reconfortante y sanador.
- Reúna citas inspiradoras o afirmaciones y colóquelas en su hogar para recordarle diariamente sus objetivos.

5. 2 Enfoques terapéuticos

Los enfoques terapéuticos para el trastorno de personalidad narcisista abordan las dificultades en el manejo del trauma, la modificación de patrones de comportamiento disfuncionales y el desarrollo de la capacidad relacional. El tratamiento incluye el trabajo sobre traumas subyacentes, la transformación de patrones de pensamiento y comportamientos, así como la promoción de la autorreflexión y la empatía. Afrontar estos desafíos es un proceso complejo que exige tanto al paciente como al terapeuta. El camino hacia la sanación es exigente, pero alcanzable: este capítulo ofrece orientación y esperanza.

Un vínculo terapéutico saludable entre el paciente y el terapeuta es esencial para el éxito del tratamiento en el trastorno de personalidad narcisista, ya que constituye la base para el manejo de traumas, la modificación de patrones de comportamiento y el desarrollo de la capacidad relacional.

Superación del trauma

La superación del trauma en el contexto del trastorno de personalidad narcisista (NPD) se centra en abordar los traumas subyacentes que pueden haber contribuido al desarrollo del NPD. Es importante tener en cuenta que el NPD no siempre es causado por traumas, pero las experiencias traumáticas pueden influir en la aparición y manifestación del trastorno [s65]. La terapia tiene como objetivo regular las reacciones emocionales a estos traumas y desarrollar nuevas estrategias de afrontamiento. La terapia cognitivo-conductual (TCC) ofrece un marco estructurado. La TCC ayuda a los pacientes a reconocer y cambiar sus reacciones habituales a las amenazas a la autoestima, que a menudo están relacionadas con traumas pasados [s66]. Por ejemplo, un paciente que ha experimentado críticas constantes en su infancia podría reaccionar de manera excesivamente sensible a las críticas en su vida adulta. A través de la TCC, aprende a identificar y cuestionar estos pensamientos y sentimientos automáticos para desarrollar nuevas reacciones más saludables. La reestructuración cognitiva, un componente de la TCC, ayuda a cambiar patrones de pensamiento negativos [s66]. Las intervenciones conductuales ayudan a enfrentar situaciones que provocan ansiedad y que recuerdan al trauma [s66]. Así, un paciente que tiene miedo a la cercanía debido a rechazos anteriores puede aprender gradualmente a establecer relaciones íntimas. La psicoeducación juega un papel importante en la TCC [s66]. Los pacientes aprenden a comprender las conexiones entre sus pensamientos, sentimientos y comportamientos. Reconocen cómo sus experiencias traumáticas influyen en sus reacciones actuales. Además de la TCC, existen otros enfoques terapéuticos como la terapia dialéctico-conductual (DBT) y la terapia centrada en esquemas (SFT), que son efectivas en el tratamiento de trastornos de personalidad, especialmente el trastorno de personalidad limítrofe [s67]. La DBT se centra en la regulación de la intensidad emocional [s67], mientras que la SFT aborda esquemas maladaptativos de la infancia que afectan la satisfacción de las necesidades [s67]. Aprender nuevas habilidades para la regulación emocional y el manejo del estrés es crucial [s68] [s67]. Estas habilidades ayudan a los pacientes a lidiar con las consecuencias emocionales de sus traumas y a evitar patrones de comportamiento destructivos que a menudo son parte del NPD. La relación terapéutica es de gran importancia [s65] [s67] [s69]. Una relación de confianza y apoyo con el terapeuta permite al paciente sentirse seguro y enfrentar los difíciles temas de la superación del trauma. La terapia no debe centrarse únicamente en reducir comportamientos, sino también en alentar al paciente a expresar sus síntomas y estresores psicosociales [s65]. El tratamiento del NPD requiere objetivos realistas y la consideración del marco de tratamiento, las relaciones y la autoestima del paciente [s69]. La motivación para la terapia puede verse influenciada por diversos factores, como ultimátums de familiares o amigos, insatisfacción con la vida o crisis vitales agudas [s69]. El tratamiento debe centrarse en desarrollar una mejor conciencia de los patrones maladaptativos y ayudar al paciente a lograr avances medibles [s69]. La inclusión de terapia de pareja o grupal puede ser útil para abordar patrones de relación [s69].

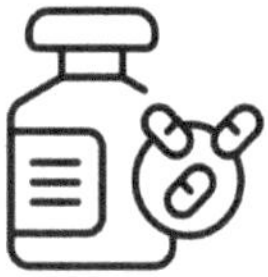

Estresores psicosociales

Los estresores psicosociales son factores estresantes en el entorno social, como conflictos en relaciones, problemas laborales o dificultades financieras, que pueden intensificar los síntomas del trastorno de personalidad narcisista y afectar el éxito de la terapia.

Reestructuración cognitiva

La reestructuración cognitiva ayuda a los afectados a identificar patrones de pensamiento negativos y distorsionados que afectan su autoestima y sus relaciones, y a reemplazarlos por pensamientos más realistas y útiles. Esto mejora la gestión de la crítica y fomenta una autoimagen más saludable.

Enfoques terapéuticos para el trauma relacionado con el abuso narcisista

Modalidades de terapia comunes para la recuperación del trauma por abuso narcisista.

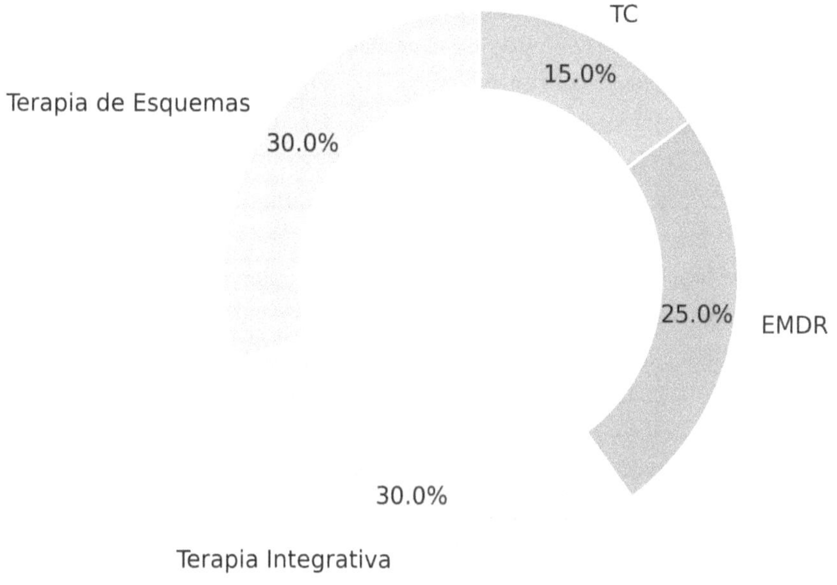

EMDR: EMDR

TC: Terapia Cognitiva (TCC/TDC)

TE: Terapia de Esquemas

TI: Terapia Integrativa

Si bien la terapia de esquemas y el EMDR se destacan como enfoques prominentes, una parte significativa utiliza métodos integradores que combinan varias técnicas. Esto sugiere que la recuperación del trauma por abuso narcisista a menudo necesita un enfoque personalizado que se base en múltiples modalidades terapéuticas para abordar la naturaleza compleja y multifacética del trauma.

Romper patrones de comportamiento

Romper patrones de comportamiento que ocurren en el contexto de un trastorno de personalidad narcisista requiere un enfoque estructurado y la consideración de diversos aspectos. Un paso importante es discutir al inicio de la terapia los hallazgos diagnósticos con el paciente y establecer conjuntamente objetivos de terapia realistas [s70]. Este intercambio sirve para anclar el tratamiento y crear una comprensión compartida del problema. Al mismo tiempo, la negociación del marco de tratamiento permite aclarar las expectativas sobre la terapia y ayuda a identificar posibles dificultades en el transcurso del tratamiento de manera temprana [s70]. Un vínculo terapéutico cooperativo entre el paciente y el terapeuta no solo es un objetivo del tratamiento, sino también una estrategia para aumentar la efectividad de la terapia [s70]. Además del NPD, también deben considerarse y, si es necesario, tratarse por separado los trastornos comórbidos que puedan existir, como trastornos de ansiedad o depresión [s70]. La técnica FRAMES (Retroalimentación, Responsabilidad, Consejos, Estrategias, Empatía y Autoeficacia) ofrece un enfoque integral para fomentar cambios de comportamiento y apoyar el progreso terapéutico [s71]. Por ejemplo, un paciente puede aprender a evaluar mejor sus comportamientos en interacciones sociales a través de retroalimentación regular y aprender reacciones más adecuadas mediante el desarrollo de nuevas estrategias. Comprender las kognitiven_verzerrungen que son comunes en personas con NPD, como la tendencia a tomar la crítica de manera personal o menospreciar los logros de otros, es crucial para hacer el proceso terapéutico efectivo y lograr avances [s71]. Un paciente que reconoce sus propias percepciones distorsionadas y patrones de pensamiento puede cuestionarlos en el contexto terapéutico y desarrollar perspectivas alternativas.

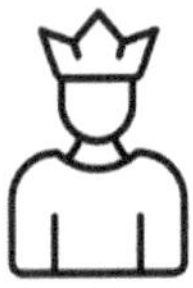

Tasas de éxito de los enfoques terapéuticos

Éxito de diferentes terapias para el TNP

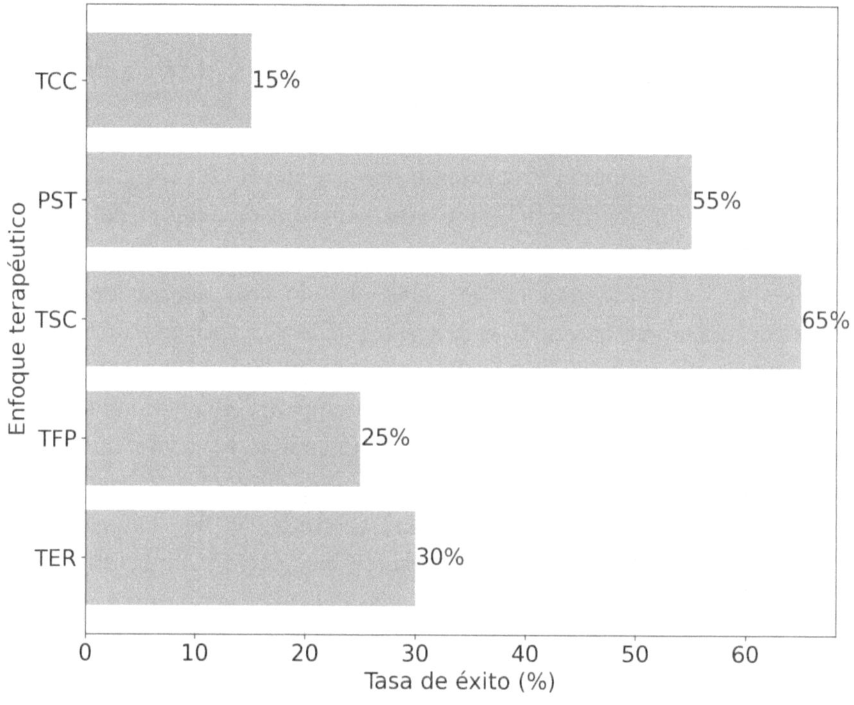

PST: Terapia psicodinámica

TER: Terapia de apoyo

TSC: Terapia de esquemas

TCC: Terapia cognitivo-conductual

TFP: Terapia focalizada en la transferencia

La terapia de esquemas muestra la tasa de éxito más alta, seguida de la psicoterapia centrada en la transferencia. Los otros enfoques muestran tasas de éxito significativamente más bajas, mientras que la terapia de apoyo parece ser la menos efectiva.

Desarrollar la capacidad de relacionarse

El desarrollo de la capacidad de relacionarse en un trastorno de personalidad narcisista comienza con la promoción de la autorreflexión [s72]. Solo quien considera y comprende sus propios comportamientos, pensamientos y sentimientos en las relaciones puede comenzar a cambiar patrones desfavorables. Esta autoobservación puede ser estimulada a través de preguntas específicas en un entorno terapéutico, por ejemplo, analizando las interacciones del paciente con otros y reflexionando sobre el impacto de sus acciones en los demás. Un aspecto importante es fortalecer la motivación del paciente para un cambio [s72]. Al igual que en el manejo del trauma, donde la disposición a enfrentar experiencias dolorosas es crucial, aquí también el deseo de mejorar la capacidad de relacionarse debe estar intrínsecamente arraigado. Este proceso puede ser apoyado mediante la exploración de las ventajas y desventajas del comportamiento actual, así como de los beneficios potenciales de una capacidad de relacionarse mejorada. La relación terapéutica en sí misma sirve como un modelo para una interacción saludable y puede permitir al paciente nuevas experiencias en el manejo de la cercanía y la empatía. Las intervenciones que buscan aumentar la aceptación emocional y la claridad no solo son útiles en el contexto del NPD, sino que también se aplican a otros trastornos de personalidad [s73]. La aceptación de las propias emociones, sin juzgarlas o reprimirlas, forma la base para una mejor comprensión de las propias necesidades y las de los demás. La claridad sobre las propias emociones también permite una comunicación más matizada y reduce los malentendidos en las interacciones interpersonales. Es importante considerar que no existe un enfoque terapéutico universalmente superior y que la selección de métodos debe adaptarse individualmente [s74]. Así, un paciente que tiene dificultades para adoptar la perspectiva de los demás puede ser promovido a través de ejercicios de toma de perspectiva y empatía. Otro paciente, que tiende a

priorizar sus propias necesidades sobre las de los demás, podría beneficiarse de ejercicios que fomenten la disposición al compromiso y la cooperación.

Bueno saber

Disposición al compromiso

La disposición al compromiso describe la capacidad de armonizar las propias necesidades y deseos con los de otras personas y encontrar soluciones conjuntas que sean aceptables para todos los involucrados. En el contexto de la terapia del narcisismo, el desarrollo de la disposición al compromiso es un paso importante para mejorar las relaciones con los demás y resolver conflictos de manera constructiva.

Autorreflexión

La autorreflexión es, en el contexto terapéutico, la capacidad de cuestionar y comprender el propio pensamiento, sentimiento y acción. Es un paso importante para reconocer y cambiar patrones disfuncionales que afectan las relaciones con los demás. En el tratamiento del narcisismo, la autorreflexión es esencial para reconocer el impacto de la propia conducta en los demás y desarrollar empatía.

Toma de perspectiva

La toma de perspectiva es la capacidad de ponerse en el lugar de otra persona y comprender sus pensamientos y sentimientos. Es un componente importante de la empatía y, en el contexto de la terapia del narcisismo, un punto central para reconocer el impacto de la propia conducta en los demás.

Progreso terapéutico en el trastorno de personalidad narcisista

Correlación entre el progreso terapéutico, el tiempo invertido y la estabilidad emocional.

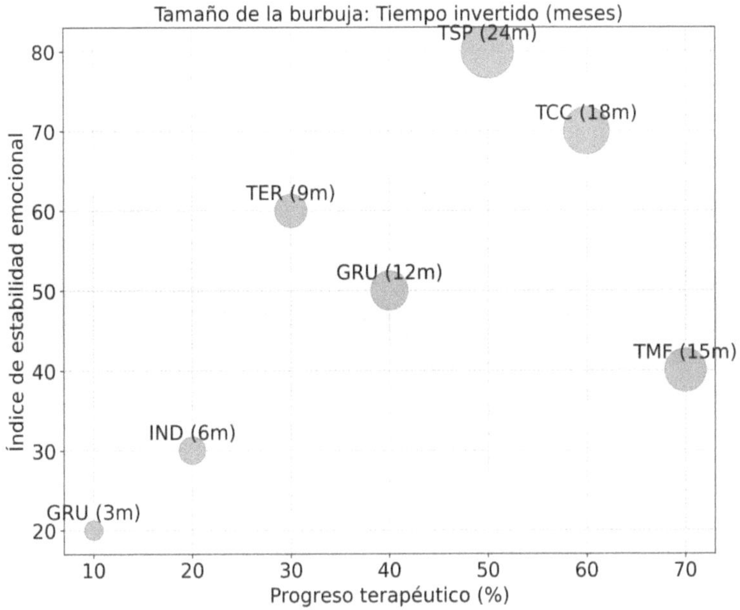

Blasengröße: Tiempo invertido (Meses)

GRU: Terapia de grupo	IND: Terapia individual
TCC: Terapia cognitivo-conductual	TER: Terapia de esquemas
TMF: Terapia multifamiliar	TSP: Terapia de apoyo psicodinámico

El gráfico sugiere que una mayor inversión de tiempo en la terapia generalmente se correlaciona con un mayor progreso y estabilidad emocional. Sin embargo, algunas personas con una inversión de tiempo moderada demuestran una mayor estabilidad emocional que aquellas con un progreso menor, lo que indica otros factores que contribuyen. Por el contrario, algunas personas muestran un progreso significativo a pesar de una menor inversión de tiempo, lo que destaca la variación individual en la respuesta a la terapia y el potencial de un progreso inicial rápido. El tamaño de las burbujas enfatiza que las ganancias de estabilidad son más pronunciadas donde el progreso y la inversión de tiempo se cruzan significativamente.

Consejos concretos

- Conecte su respiración con la idea de exhalar emociones pesadas como humo e inhalar tranquilidad como aire fresco.
- Desarrolle una imagen interna de sí mismo como un árbol fuerte, que permanece firmemente arraigado a pesar de la tormenta y la lluvia.
- Sienta en su cuerpo dónde se encuentran las bloqueos emocionales y trate de liberar suavemente esas áreas a través del movimiento o el tacto.
- Cree un altar de amor propio con objetos que le recuerden sus fortalezas y éxitos.
- Escriba una historia sobre su proceso de sanación, en la que usted sea el protagonista que supera todos los desafíos.
- Perdónese a sí mismo y a los demás por las heridas del pasado. Imagine cómo suelta simbólicamente una piedra que le ha pesado.
- Desarrolle un ritual de gratitud anotando diariamente tres cosas por las que esté agradecido.
- Transforme sus cicatrices en símbolos de fuerza y resiliencia. Considérelas como signos de su camino de vida.
- Busque la cercanía de personas que le hagan bien y le brinden energía positiva.
- Déjese inspirar por la naturaleza: observe el ciclo de la vida y la muerte y reconozca su propia capacidad de renovación.
- Permítase integrar la alegría infantil y la ligereza en su vida. Juegue, ría y sea creativo.
- Encuentre su propio lenguaje de sanación: cante, baile, pinte o escriba sobre sus sentimientos y experiencias.

5. 3 Recuperación sostenible

La recuperación sostenible de un trastorno de personalidad narcisista requiere un trabajo continuo en la propia personalidad. Este proceso implica el desarrollo de la empatía, la regulación de las emociones y la construcción de relaciones saludables. Presenta desafíos para los afectados, pero al mismo tiempo ofrece la oportunidad de una vida más plena. Este apartado ilumina las oportunidades y dificultades asociadas, sin anticipar enfoques concretos de solución. Descubra su potencial para el cambio positivo y comience su viaje hacia un yo más estable y auténtico.

La recuperación sostenible de patrones narcisistas requiere una auto-reflexión continua y la disposición para reconocer viejos patrones de relación y reemplazarlos por interacciones auténticas y respetuosas.

Desarrollo de la personalidad

El desarrollo de la personalidad en el contexto de un trastorno de personalidad narcisista (NPS) implica aprender nuevos patrones de pensamiento y comportamiento. Las personas afectadas a menudo desarrollan en su infancia estrategias poco saludables para lidiar con heridas emocionales y necesidades. El desarrollo de la personalidad tiene como objetivo reconocer estas estrategias y reemplazarlas por otras más saludables. Un paso importante es la confrontación con la propia autoimagen. A menudo existe una discrepancia entre el yo grandioso, presentado hacia el exterior, y el yo interno, vulnerable. Esta discrepancia debe reducirse aprendiendo a percibirse a uno mismo de manera realista, con fortalezas y debilidades. La aceptación de la propia imperfección es un hito importante. En lugar de negar los propios errores o proyectarlos en otros, se trata de asumir la responsabilidad de las propias acciones. Esto puede significar disculparse por comportamientos hirientes y aceptar críticas constructivas. Otro aspecto del desarrollo de la personalidad es el desarrollo de empathie. Las personas con NPS a menudo tienen dificultades para reconocer y respetar los sentimientos y necesidades de los demás. Aquí puede ser útil escuchar activamente y ponerse en la perspectiva del otro. En lugar de centrar la conversación en uno mismo, se practica realmente

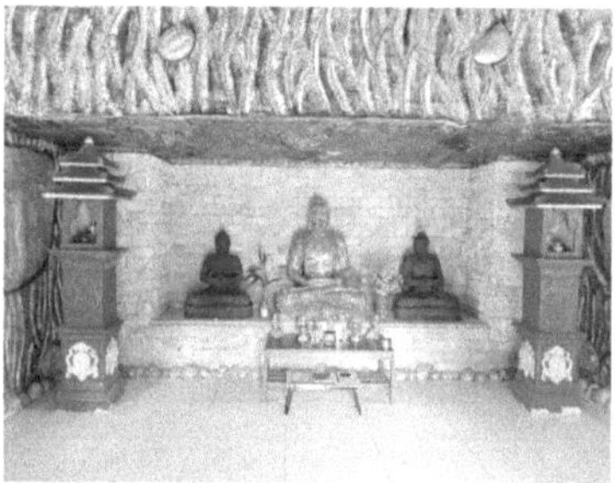

Ejercicios de atención plena [i6]

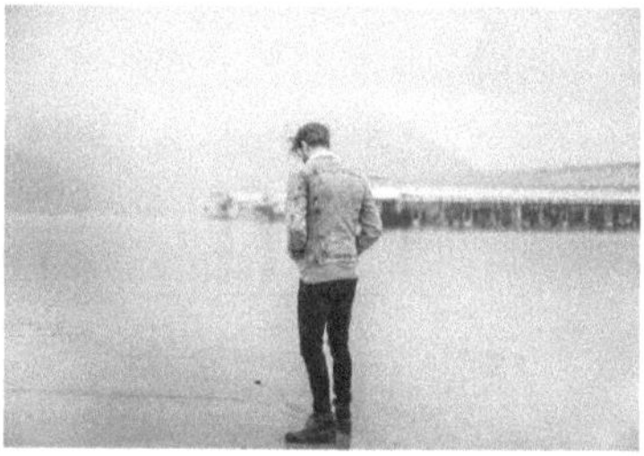

Autoreflexión [i7]

entender lo que el otro comunica. Las conversaciones pueden convertirse así en un intercambio, en lugar de presentar monólogos sobre los propios pensamientos y sentimientos. A través de la percepción consciente de las reacciones del interlocutor – expresión facial, gestos y elección de palabras – se puede aprender a revisar el impacto de las propias palabras y acciones. Esto fomenta la autoreflexión y permite ajustar el comportamiento en la interacción con los demás. La regulación de las emociones también es un punto central. Los cambios de humor intensos, la ira y la susceptibilidad son síntomas comunes del NPS. Para controlar estos, se pueden aprender diversas técnicas, como ejercicios de atención plena o relajación muscular progresiva. Estas técnicas ayudan a percibir y gestionar mejor el propio cuerpo y las propias emociones. En lugar de reaccionar de manera impulsiva, se aprende a detenerse y decidir conscientemente cómo manejar una situación. Esto puede significar, por ejemplo, salir de una situación tensa y regresar solo cuando uno se ha calmado. A largo plazo, esto conduce a una mayor estabilidad emocional y a un mejor manejo del estrés. La construcción de relaciones saludables es otro componente importante del desarrollo de la personalidad. A menudo, las relaciones de las personas con NPS están marcadas por juegos de poder, manipulación y falta de cercanía emocional. Para construir relaciones saludables basadas en el respeto mutuo, es necesario reconocer y cambiar viejos patrones de relación. Esto significa tomar en serio las necesidades de la pareja y llegar a compromisos. En lugar de idealizar o menospreciar a la pareja, se aprende a aceptarla como una personalidad independiente con fortalezas y debilidades. Poder permitir la autenticidad y la vulnerabilidad en las relaciones contribuye a desarrollar una verdadera cercanía y confianza. El desarrollo de la autoeficacia también es relevante. Las personas con NPS a menudo definen su autoestima a través de factores externos como el éxito, el reconocimiento y la admiración. En el marco del desarrollo de la personalidad, se trata de fortalecer la autoestima independientemente de factores externos. Esto

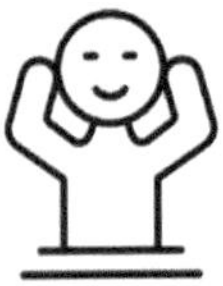

puede lograrse estableciendo metas realistas y experimentando la propia competencia en diversas áreas de la vida. Aprender nuevas habilidades, cultivar un pasatiempo o involucrarse en actividades voluntarias puede fortalecer la autoestima y hacer que uno sea menos dependiente de la validación de los demás. El enfoque se desplaza de la búsqueda de reconocimiento externo hacia el descubrimiento y la apreciación de los propios recursos internos. Este proceso requiere paciencia y trabajo continuo en uno mismo, pero a largo plazo conduce a una mayor estabilidad, resilienz y satisfacción con la vida. La confrontación con la propia personalidad permite vivir de manera auténtica y construir relaciones satisfactorias. Es un proceso de toda la vida que siempre trae nuevos desafíos y oportunidades de desarrollo.

Progreso en la Regulación Emocional y la Autoconciencia

Seguimiento del progreso en la regulación emocional y la autoconciencia durante la recuperación.

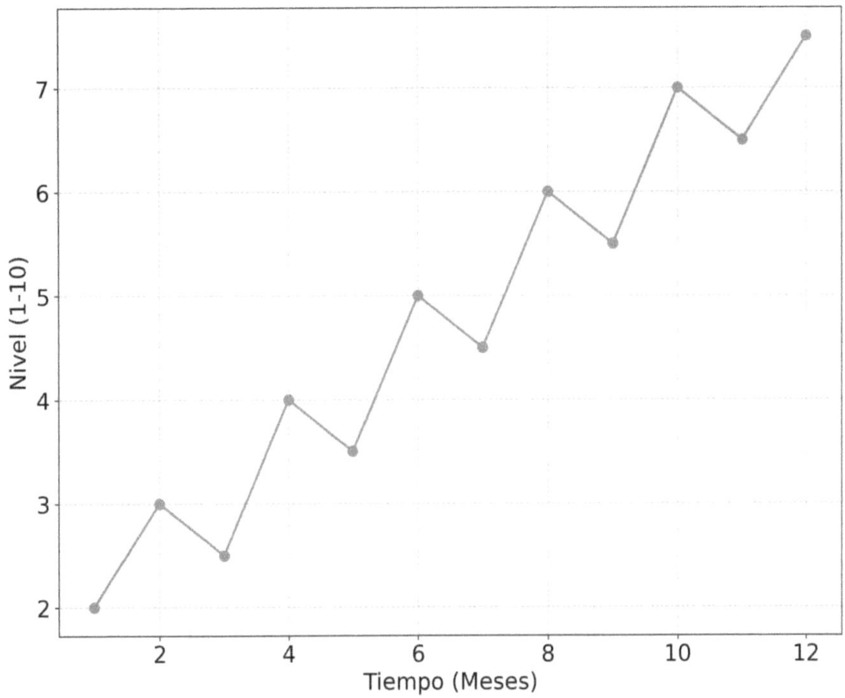

El gráfico indica una mejora gradual en la regulación emocional y la autoconciencia a lo largo del tiempo. Si bien hay fluctuaciones, la tendencia general muestra una mayor estabilidad y una capacidad creciente de autorreflexión, lo que sugiere un desarrollo positivo en el manejo de las emociones y la comprensión de las necesidades y comportamientos personales.

Perspectivas de futuro

El cambio sostenible y las perspectivas de futuro asociadas tras una terapia para el trastorno de personalidad narcisista están estrechamente vinculados al desarrollo personal continuo. La atención no se centra únicamente en afrontar las dificultades actuales, sino, sobre todo, en objetivos a largo plazo y una vida más plena. Esta perspectiva implica la construcción de relaciones basadas en el respeto y el equilibrio emocional. En lugar de buscar poder y control, se trata de crecimiento conjunto y apoyo mutuo. Un ejemplo podría ser la participación activa en un grupo de autoayuda, donde se comparten experiencias y se aprende de los avances de los demás. Esto no solo refuerza la comprensión personal de la enfermedad, sino que también proporciona apoyo y motivación para el proceso de recuperación. El desarrollo profesional también puede representar un aspecto importante. La concentración en las propias fortalezas y el desarrollo de nuevas competencias permiten logros profesionales que, independientemente del reconocimiento externo, fortalecen la autoestima. En particular, la schematherapie ha demostrado ser eficaz para lograr cambios sostenibles y mejorar la funcionalidad general, lo que impacta positivamente en las perspectivas futuras [s75]. A través de la confrontación con los propios esquemas, es decir, los patrones de pensamiento y comportamiento arraigados, los afectados pueden desarrollar nuevas estrategias más saludables para enfrentar desafíos y alcanzar sus objetivos. Esto no solo contribuye a una psique más estable, sino que también abre nuevas posibilidades en diversas áreas de la vida. La capacidad de percibirse de manera realista, con fortalezas y debilidades, permite posicionarse de manera más consciente y articular claramente las propias necesidades. Esto fomenta el desarrollo de relaciones auténticas basadas en la confianza y el respeto mutuo. La construcción activa del futuro tras una terapia para el trastorno de personalidad narcisista es un proceso continuo que requiere compromiso, autorreflexión y

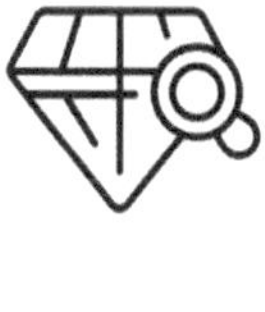

disposición al cambio. Sin embargo, ofrece la oportunidad de una vida más plena con relaciones más estables y una autoestima fortalecida. La terapia de esquemas puede proporcionar un apoyo valioso al ayudar a abordar las causas subyacentes del trastorno y lograr cambios a largo plazo [s75]. La inversión en el propio desarrollo personal vale la pena, ya que allana el camino hacia un futuro positivo y sostenible.

Bueno saber

Grupo de autoayuda

Un grupo de personas que se reúnen regularmente para apoyarse mutuamente en el afrontamiento de un desafío común, como el trastorno de personalidad narcisista. El intercambio de experiencias y el aliento mutuo pueden fomentar el proceso de recuperación y reducir la sensación de aislamiento.

Perspectiva Futura - Recuperación Sostenible

Progreso en las áreas de la vida

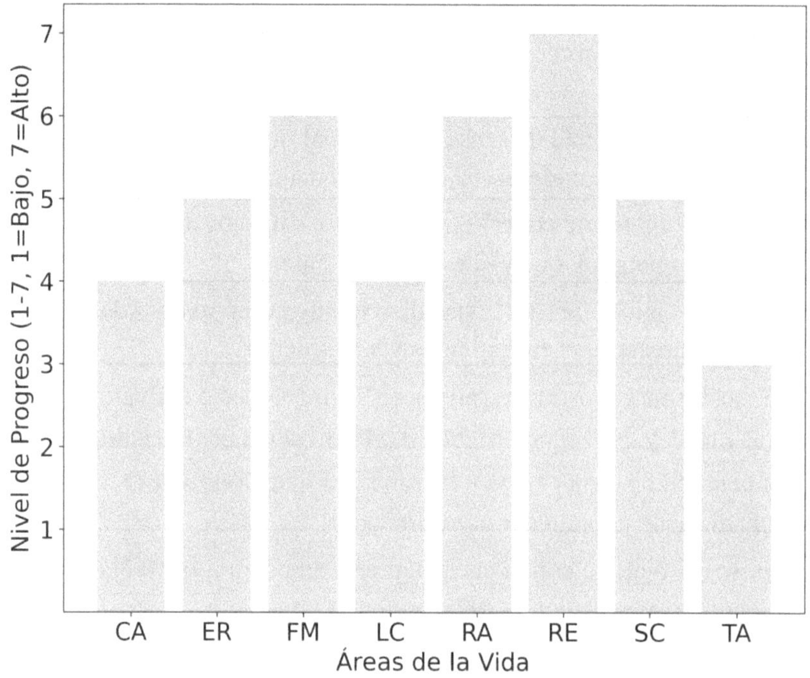

CA: Cuidado Personal

ER: Establecimiento de Metas y Límites

FM: Atención Plena y Afrontamiento

LC: Actividades de Ocio

RA: Relaciones Interpersonales

RE: Regulación Emocional

SC: Autoestima

TA: Trabajo/Productividad

Este gráfico refleja una trayectoria positiva en varias áreas clave, lo que indica un progreso hacia una recuperación sostenible. Si bien persisten los desafíos en algunas áreas, la tendencia general sugiere una mayor estabilidad y bienestar. Las mejoras notables en la autoestima y las relaciones interpersonales son particularmente alentadoras, ya que estas áreas a menudo se ven significativamente afectadas. La atención continua en estas áreas, junto con el esfuerzo constante en otras áreas, probablemente conducirá a un mayor crecimiento y un futuro más satisfactorio.

Consejos concretos

- Teje conscientemente tus fortalezas en tu vida diaria para activar recursos y sentir tu autoeficacia.
- Explora la naturaleza como un espejo de tu alma: observa los procesos de crecimiento y reconoce las paralelas con tu propio desarrollo.
- Desarrolla un ritual de sanación personal que estimule todos tus sentidos: olor, sonido, tacto, gusto e imagen.
- Reúne "lugares de poder" en tu entorno: espacios donde encuentres calma y energía y que visites regularmente.
- Crea un "jardín interior": visualiza un lugar dentro de ti donde cuides y dejes crecer tus pensamientos y sentimientos.
- Transforma creencias negativas en afirmaciones positivas: formula tus metas y deseos en presente, como si ya estuvieran cumplidos.
- Cuenta tu historia personal de sanación una y otra vez para reconocer tus avances y fortalecer tu resiliencia.
- Busca el diálogo con tu cuerpo: presta atención a sus señales y necesidades y respóndele con atención y cuidado.
- Encuentra tu propio ritmo de sanación: respeta tus necesidades individuales de descanso y actividad.
- Integra formas de expresión artística en tu vida diaria para canalizar y procesar tus sentimientos y pensamientos.
- Practica la autocompasión: trátate a ti mismo con la misma bondad y comprensión que le ofrecerías a un buen amigo.

Revisión - 5. Procesos de curación

El proceso de curación tras experiencias de abuso narcisista es un camino individual que requiere tiempo, paciencia y autocuidado. Comienza con la estabilización de su mundo emocional. En lugar de ser arrastrado por sentimientos abrumadores, aprende a reconocer, nombrar y regular tus emociones. Imagina tus estados emocionales como partes internas de la personalidad: el niño herido, el padre crítico y el adulto racional. Practica distinguir entre estas partes y resaltar al adulto tranquilizador. Encuentra tus puntos de anclaje personales, como una canción querida, un baño relajante o un paseo por la naturaleza, que te ayuden a encontrar calma en momentos de estrés. La arteterapia o la escritura en un diario pueden ayudarte a expresar y procesar tus sentimientos. Establece rutinas fijas y un horario estable para fomentar tu equilibrio emocional.

El siguiente paso es activar tus recursos internos. ¿Qué te da fuerza? ¿Qué habilidades y talentos posees? Concéntrate en tus fortalezas y éxitos, en lugar de enfocarte en tus debilidades. Haz una lista de tus recursos personales: amistades, pasatiempos, características positivas, y recurre a ellos de manera consciente en situaciones desafiantes. Si tienes dificultades para expresar tus sentimientos y necesidades, practica entrenar tu percepción corporal. Presta atención a señales físicas como la tensión o la relajación. Nombrar tus emociones puede ayudarte a comprender mejor tu mundo interno y a comunicarte con los demás. En terapia, puedes descubrir y activar estos recursos de manera específica para fortalecer tu autoeficacia.

Un autoestima saludable es esencial para el proceso de curación. Permítete reconocer tus fortalezas y debilidades por igual. La autoaceptación es la clave para una autoestima estable que no dependa de la validación externa. Presta atención a los diálogos internos negativos y reemplázalos con afirmaciones positivas. En lugar de menospreciarte, practica la autocompasión. Técnicas de terapia conductual, como la reestructuración cognitiva, pueden ayudarte a cambiar patrones de pensamiento negativos y desarrollar nuevos pensamientos más útiles. Establece metas realistas y celebra tus éxitos. La confrontación gradual con situaciones que generan miedo puede ayudarte a acumular nuevas experiencias positivas y fortalecer tu confianza en ti mismo.

El desarrollo de tu capacidad relacional es otro paso importante. Reflexiona sobre tus patrones de comportamiento en las relaciones y considera cómo tus acciones afectan a los demás. Practica la escucha activa y adopta la perspectiva de tu interlocutor. Aprende a hacer compromisos y a respetar las necesidades de los demás. La autenticidad y la vulnerabilidad en las relaciones son la clave para una verdadera cercanía y confianza. No dudes en buscar apoyo, ya sea a través de un grupo de autoayuda o terapia. El intercambio con otros afectados puede ayudarte a sentirte menos solo y a obtener nuevas perspectivas.

El proceso de curación es un viaje que recorres paso a paso. Habrá desafíos y retrocesos, pero no te desanimes. Cada pequeño cambio que logres es un éxito. Celebra tus progresos y siéntete orgulloso de ti mismo. Tienes el poder de sanar y llevar una vida plena. Confía en tus recursos y en tu capacidad de cambio. El futuro está en tus manos.

Ofertas adicionales gratuitas planificadas

Nos complace poder ofrecerle en el futuro materiales complementarios gratuitos para este libro:

- Un capítulo bonus exclusivo con contenido adicional
- Un resumen compacto de todo el libro en formato PDF
- Una versión de radioteatro (En Planificación)

Se prevé que estos materiales se publiquen en 2025.
Le invitamos a visitar nuestro sitio web hoy mismo. Cuando se lance nuestro servicio de boletín (previsto para 2025), podrá registrarse para recibir actualizaciones y no perderse ninguna novedad sobre las ofertas adicionales gratuitas.

www.SaageBooks.com/es/
trastorno_de_personalidad_narcisista-bonus-Q3JETP

Estimados lectores,

Nos sentimos profundamente honrados de que hayan dedicado tiempo a leer nuestro libro de principio a fin. Nuestro mayor deseo es proporcionarles ideas valiosas y orientación práctica. Su confianza en nuestro trabajo significa mucho para nosotros. Esperamos que la lectura haya sido enriquecedora para ustedes. Si tienen alguna pregunta o sugerencia, no duden en contactarnos a través de nuestro sitio web.

Si han disfrutado de este libro, agradeceríamos enormemente una reseña honesta. Pueden dejar fácilmente su valoración honesta en la plataforma de venta donde compraron el libro.
¡Gracias por su apoyo!

Bendis Saage

Saage Media GmbH - Equipo

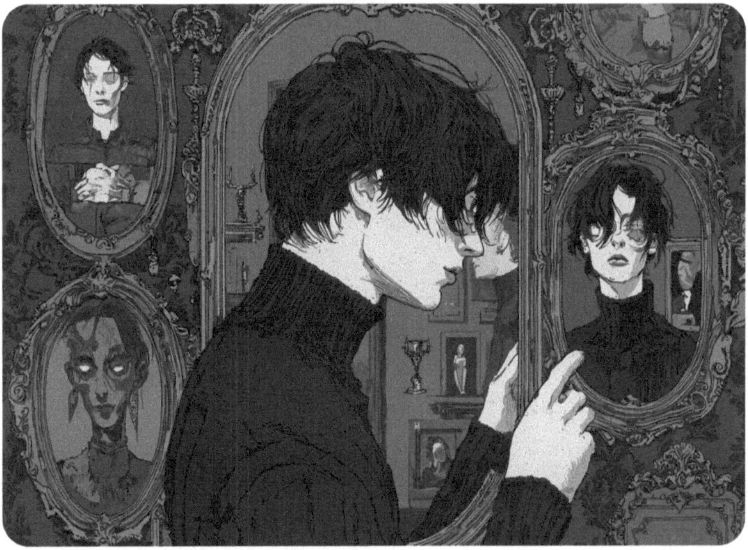

www.SaageBooks.com/es

¡Descubre más! Nuestro sitio web editorial te ofrece una variada selección de libros adicionales. Además de contenido gratuito y materiales exclusivos de bonificación, encontrarás información detallada sobre nuestras obras. Explora nuestra extensa oferta digital y déjate inspirar por experiencias adicionales de lectura.

www.SaageBooks.com/es

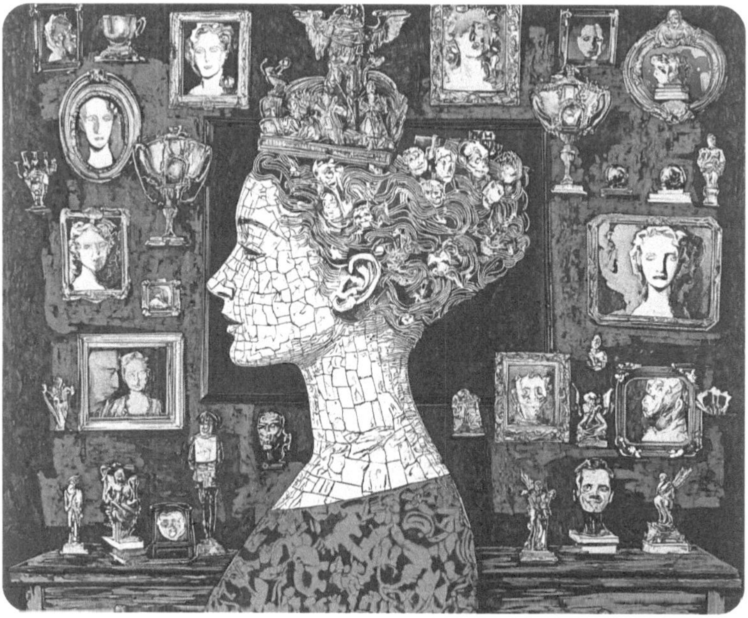

Fuentes

Nuestro sincero agradecimiento a todos los autores de las fuentes científicas y no científicas citadas, a los operadores de los sitios web referenciados y a los creadores de las imágenes, gráficos y estudios utilizados, cuyo valioso trabajo ha contribuido a la creación de este libro.

Para más información, le recomendamos visitar los sitios web de las fuentes.

Si descubre errores de asignación u otras inconsistencias, por favor contáctenos.

Todas las fuentes fueron consultadas por última vez el: 2025-02-10

[s1] - https://pmc.ncbi.nlm.nih.gov/articles/PMC3266769/

Autor:	Mario Mikulincer, Philip R Shaver	**Título:**	An attachment perspective on psychopathology
DOI:	10.1016/j.wpsyc.2012.01.003	**Fecha:**	2012 Feb
Sitio web:	PMC	**Editorial:**	PubMed Central (PMC)

[s2] - https://pmc.ncbi.nlm.nih.gov/articles/PMC5819598/

Autor:	Elizabeth L Kacel, Nicole Ennis, Deidre B Pereira	**Título:**	Narcissistic Personality Disorder in Clinical Health Psychology Practice: Case Studies of Comorbid Psychological Distress and Life-Limiting Illness
por:	Department of Clinical and Health Psychology, University of Florida	**DOI:**	10.1080/08964289.2017.1301875
Fecha:	2017 Jul-Sep	**Sitio web:**	PMC
Editorial:	Behavioral medicine (Washington, D. C.)		

[s3] - https://pmc.ncbi.nlm.nih.gov/articles/PMC5131958/

Autor:	Julia Brailovskaia, Jürgen Margraf	**Título:**	Comparing Facebook Users and Facebook Non-Users: Relationship between Personality Traits and Mental Health Variables – An Exploratory Study
por:	Mental Health Research and Treatment Center, Ruhr-Universität Bochum	**DOI:**	10.1371/journal.pone.0166999
Fecha:	2016 Dec 1	**Sitio web:**	PMC
Editorial:	PLoS ONE		

[s4] - https://pmc.ncbi.nlm.nih.gov/articles/PMC11299496/

Autor:	Dalia Elleuch	**Título:**	Narcissistic Personality Disorder through psycholinguistic analysis and neuroscientific correlates
por:	Faculty of Letters and Humanities, University of Sfax, Sfax, Tunisia	**DOI:**	10.3389/fnbeh.2024.1354258
Fecha:	2024 Jul 17	**Sitio web:**	PubMed Central (PMC)
Editorial:	Frontiers in Behavioral Neuroscience		

[s5] - https://pubmed.ncbi.nlm.nih.gov/32310461/

Autor:	Mitra P;Torrico TJ;Fluyau D	**Título:**	Narcissistic Personality Disorder
por:	National Center for Biotechnology Information	**Fecha:**	2025 Jan
Sitio web:	PubMed	**Editorial:**	PubMed

[s6] - https://www.ncbi.nlm.nih.gov/books/NBK556001/

Autor:	Paroma Mitra, Tyler J. Torrico, Dimy Fluyau	**Título:**	Narcissistic Personality Disorder
por:	StatPearls Publishing	**Fecha:**	2024/03/01
Sitio web:	NCBI Bookshelf	**Editorial:**	StatPearls Publishing

[s7] - https://pmc.ncbi.nlm.nih.gov/articles/PMC4415495/

Autor:	Arielle Baskin-Sommers, Elizabeth Krusemark, Elsa Ronningstam	**Título:**	Empathy in Narcissistic Personality Disorder: From Clinical and Empirical Perspectives
por:	Department of Psychiatry, Harvard Medical School, McLean Hospital, Department of Psychology, University of Wisconsin-Madison	**DOI:**	10.1037/per0000061
Fecha:	2014 Feb 10	**Sitio web:**	PubMed Central (PMC)
Editorial:	Personality disorders		

[s8] - https://pmc.ncbi.nlm.nih.gov/articles/PMC10187400/

Autor:	Igor Weinberg, Elsa Ronningstam	**Título:**	Narcissistic Personality Disorder: Progress in Understanding and Treatment
por:	Department of Psychiatry, Harvard Medical School, McLean Hospital	**DOI:**	10.1176/appi.focus.20220052
Fecha:	2022 Oct 25	**Sitio web:**	PMC

[s9] - https://pmc.ncbi.nlm.nih.gov/articles/PMC4415495/

Autor:	Arielle Baskin-Sommers; Elizabeth Krusemark; Elsa Ronningstam	**Título:**	Empathy in Narcissistic Personality Disorder: From Clinical and Empirical Perspectives
por:	Department of Psychiatry, Harvard Medical School, McLean Hospital; Department of Psychology, University of Wisconsin-Madison	**DOI:**	10.1037/per0000061
Fecha:	2014 Feb 10	**Sitio web:**	PubMed Central (PMC)

[s10] - https://pmc.ncbi.nlm.nih.gov/articles/PMC9709503/

Autor: Kerrin A Jacobs
Título: The concept of Narcissistic Personality Disorder–Three levels of analysis for interdisciplinary integration
por: Department of Philosophy and Ethics, Faculty of Humanities and Human Sciences, University of Hokkaido, Sapporo, Japan; Center for Human Nature, Artificial Intelligence, and Neuroscience (CHAIN), University of Hokkaido, Sapporo, Japan
DOI: 10.3389/fpsyt.2022.989171
Fecha: 2022 Nov 16
Sitio web: PubMed Central (PMC)
Editorial: Frontiers in Psychiatry

[s11] - https://pmc.ncbi.nlm.nih.gov/articles/PMC6970445/

Autor: Stathis Grapsas, Eddie Brummelman, Mitja D Back, Jaap J A Denissen
Título: The “Why” and “How” of Narcissism: A Process Model of Narcissistic Status Pursuit
DOI: 10.1177/1745691619873350
Fecha: 2019 Dec 5
Sitio web: PMC
Editorial: Perspectives on Psychological Science

[s12] - https://pmc.ncbi.nlm.nih.gov/articles/PMC5819598/

Autor: Elizabeth L Kacel, Nicole Ennis, Deidre B Pereira
Título: Narcissistic Personality Disorder in Clinical Health Psychology Practice: Case Studies of Comorbid Psychological Distress and Life-Limiting Illness
por: Department of Clinical and Health Psychology, University of Florida
DOI: 10.1080/08964289.2017.1301875
Fecha: 2017 Jul-Sep
Sitio web: PubMed Central (PMC)
Editorial: Behavioral medicine (Washington, D. C.)

[s13] - https://pmc.ncbi.nlm.nih.gov/articles/PMC9090396/

Autor: Benedict Sheehy, Clive Boddy, Brendon Murphy
Título: Corporate law and corporate psychopaths
DOI: 10.1080/13218719.2020.1795000
Fecha: 2020 Sep 10
Sitio web: PMC
Editorial: Psychiatry, Psychology, and Law

[s14] - https://pmc.ncbi.nlm.nih.gov/articles/PMC10461512/

Autor: Tobore Onojighofia Tobore
Título: On power and its corrupting effects: the effects of power on human behavior and the limits of accountability systems
por: Independent Scholar
DOI: 10.1080/19420889.2023.2246793
Fecha: 2023 Aug 24
Sitio web: PMC
Editorial: Communicative & Integrative Biology

[s15] - https://pmc.ncbi.nlm.nih.gov/articles/PMC6970445/

Autor: Stathis Grapsas, Eddie Brummelman, Mitja D Back, Jaap J A Denissen
Título: The “Why” and “How” of Narcissism: A Process Model of Narcissistic Status Pursuit
DOI: 10.1177/1745691619873350
Fecha: 2019 Dec 5
Sitio web: PMC
Editorial: Perspectives on Psychological Science

[s16] - https://pmc.ncbi.nlm.nih.gov/articles/PMC6002876/

Autor:	Nicolas Hoertel, Hugo Peyre, Pierre Lavaud, Carlos Blanco, Christophe Guerin-Langlois, Margaux René, Jean-Pierre Schuster, Cédric Lemogne, Richard Delorme, Frédéric Limosin	**Título:**	Examining sex differences in DSM-IV narcissistic personality disorder symptom expression using Item Response Theory (IRT)
DOI:	10.1016/j.psychres.2017.12.031	**Fecha:**	2017 Dec 14
Sitio web:	PMC	**Editorial:**	Psychiatry research

[s17] - https://pmc.ncbi.nlm.nih.gov/articles/PMC9578082/

Autor:	Ava Green, Rory MacLean, Kathy Charles	**Título:**	Female Narcissism: Assessment, Aetiology, and Behavioural Manifestations
DOI:	10.1177/00332941211027322	**Fecha:**	2021 Jun 22
Sitio web:	PubMed Central (PMC)	**Editorial:**	Psychological Reports

[s18] - https://pmc.ncbi.nlm.nih.gov/articles/PMC5679127/

Autor:	Aidan GC Wright, Stephanie D Stepp, Lori N Scott, Michael N Hallquist, Joseph E Beeney, Sophie A Lazarus, Paul A Pilkonis	**Título:**	The Effect of Pathological Narcissism on Interpersonal and Affective Processes in Social Interactions
DOI:	10.1037/abn0000286	**Fecha:**	2017 Oct
Sitio web:	PubMed Central (PMC)	**Editorial:**	Journal of abnormal psychology

[s19] - https://pmc.ncbi.nlm.nih.gov/articles/PMC10097942/

Autor:	Ester di Giacomo, Elena Andreini, Ottavia Lorusso, Massimo Clerici	**Título:**	The dark side of empathy in narcissistic personality disorder
por:	Department of Mental Health and Addiction, Health Care Trust–IRCCS San Gerardo Monza, Monza, Italy; School of Medicine and Surgery, University of Milano-Bicocca, Monza, Italy	**DOI:**	10.3389/fpsyt.2023.1074558
Fecha:	2023 Mar 30	**Sitio web:**	PubMed Central (PMC)
Editorial:	Frontiers in Psychiatry		

[s20] - https://pmc.ncbi.nlm.nih.gov/articles/PMC10097942/

Autor:	Ester di Giacomo, Elena Andreini, Ottavia Lorusso, Massimo Clerici	**Título:**	The dark side of empathy in narcissistic personality disorder
DOI:	10.3389/fpsyt.2023.1074558	**Fecha:**	2023 Mar 30
Sitio web:	PMC	**Editorial:**	Frontiers in Psychiatry

[s21] - https://pmc.ncbi.nlm.nih.gov/articles/PMC5819598/

Autor:	Elizabeth L Kacel, Nicole Ennis, Deidre B Pereira	**Título:**	Narcissistic Personality Disorder in Clinical Health Psychology Practice: Case Studies of Comorbid Psychological Distress and Life-Limiting Illness
por:	Department of Clinical and Health Psychology, University of Florida	**DOI:**	10.1080/08964289.2017.1301875
Fecha:	2017 Jul-Sep	**Sitio web:**	PMC
Editorial:	Behavioral medicine (Washington, D. C.)		

[s22] - https://pmc.ncbi.nlm.nih.gov/articles/PMC6002876/

Autor:	Nicolas Hoertel, Hugo Peyre, Pierre Lavaud, Carlos Blanco, Christophe Guerin-Langlois, Margaux René, Jean-Pierre Schuster, Cédric Lemogne, Richard Delorme, Frédéric Limosin	**Título:**	Examining sex differences in DSM-IV narcissistic personality disorder symptom expression using Item Response Theory (IRT)
DOI:	10.1016/j.psychres.2017.12.031	**Fecha:**	2017 Dec 14
Sitio web:	PubMed Central (PMC)	**Editorial:**	Psychiatry research

[s23] - https://pmc.ncbi.nlm.nih.gov/articles/PMC4415495/

Autor:	Arielle Baskin-Sommers, Elizabeth Krusemark, Elsa Ronningstam	**Título:**	Empathy in Narcissistic Personality Disorder: From Clinical and Empirical Perspectives
por:	Department of Psychiatry, Harvard Medical School, McLean Hospital; Department of Psychology, University of Wisconsin-Madison	**DOI:**	10.1037/per0000061
Fecha:	2014 Feb 10	**Sitio web:**	PubMed Central (PMC)

[s24] - https://pmc.ncbi.nlm.nih.gov/articles/PMC2860525/

Autor:	Jamie McLean	**Título:**	Psychotherapy with a Narcissistic Patient Using Kohut's Self Psychology Model
por:	Drs. McLean and Gillig are from the Department of Psychiatry, Boonshoft School of Medicine, Wright State University, Dayton, Ohio	**Fecha:**	2007 Oct
Sitio web:	PubMed Central (PMC)	**Editorial:**	Psychiatry (Edgmont)

[s25] - https://pmc.ncbi.nlm.nih.gov/articles/PMC7216544/

Autor:	Charlotte C van Schie, Heidi L Jarman, Elizabeth Huxley, Brin F S Grenyer	**Título:**	Narcissistic traits in young people: understanding the role of parenting and maltreatment
por:	Illawarra Health and Medical Research Institute and the School of Psychology, University of Wollongong; Birchtree Centre of Excellence	**DOI:**	10.1186/s40479-020-00125-7
Fecha:	2020 May 12	**Sitio web:**	PMC
Editorial:	Borderline Personality Disorder and Emotion Dysregulation		

[s26] - https://pmc.ncbi.nlm.nih.gov/articles/PMC9352895/

Autor:	Daniel Cruz, Matthew Lichten, Kevin Berg, Preethi George	**Título:**	Developmental trauma: Conceptual framework, associated risks and comorbidities, and evaluation and treatment
por:	Hackensack Meridian Health Mountainside Medical Center, Independent Private Practice	**DOI:**	10.3389/fpsyt.2022.800687
Fecha:	2022 Jul 22	**Sitio web:**	PMC
Editorial:	Frontiers in Psychiatry		

[s27] - https://pmc.ncbi.nlm.nih.gov/articles/PMC5579460/

Autor:	Simone SETTERBERG	**Título:**	The Fantasmatic and Imaginary Child of the Pregnant Woman
por:	Karolinska Institutet, Department of Women's and Children's Health; Columbia University, Center for Psychoanalytic Training and Research	**DOI:**	10.11919/j.issn.1002-0829.216064
Fecha:	2017 Jun 25	**Sitio web:**	PubMed Central (PMC)
Editorial:	Shanghai Archives of Psychiatry		

[s28] - https://pmc.ncbi.nlm.nih.gov/articles/PMC10341267/

Autor:	Jacinda K Dariotis; Frances R Chen; Ye Rang Park; Montana K Nowak; Katherine M French; Anisa M Codamon	**Título:**	Parentification Vulnerability, Reactivity, Resilience, and Thriving: A Mixed Methods Systematic Literature Review
DOI:	10.3390/ijerph20136197	**Fecha:**	2023 Jun 21
Sitio web:	PMC	**Editorial:**	International Journal of Environmental Research and Public Health

[s29] - https://pmc.ncbi.nlm.nih.gov/articles/PMC9031722/

Autor:	Casandra I Montoro, Pablo de la Coba, María Moreno-Padilla, Carmen M Galvez-Sánchez	**Título:**	Narcissistic Personality and Its Relationship with Post-Traumatic Symptoms and Emotional Factors: Results of a Mediational Analysis Aimed at Personalizing Mental Health Treatment
por:	University of Jaén	**DOI:**	10.3390/bs12040091
Fecha:	2022 Mar 25	**Sitio web:**	PMC
Editorial:	Behavioral Sciences		

[s30] - https://pmc.ncbi.nlm.nih.gov/articles/PMC11604240/

Autor:	Husna Irfan Thalib, Aleena Zobairi, Sariya Khan, Mariam Abou Touk, Razan Bahkali, Sarah Alhusaynan, Suha Fatima Hussain	**Título:**	Tracing the Link Between Narcissistic Personality Disorder and Childhood Overgratification
por:	Batterjee Medical College, Almaarefa University, Kaloji Narayana Rao University of Health Sciences	**DOI:**	10.7759/cureus.72638
Fecha:	2024 Oct 29	**Sitio web:**	PMC
Editorial:	Cureus		

[s31] - https://pmc.ncbi.nlm.nih.gov/articles/PMC8573252/

Autor:	Frank W Paulus, Susanne Ohmann, Eva Möhler, Paul Plener, Christian Popow	**Título:**	Emotional Dysregulation in Children and Adolescents With Psychiatric Disorders. A Narrative Review
DOI:	10.3389/fpsyt.2021.628252	**Fecha:**	2021 Oct 25
Sitio web:	PMC	**Editorial:**	Frontiers in Psychiatry

[s32] - https://pmc.ncbi.nlm.nih.gov/articles/PMC9541508/

Autor:	Nicholas J S Day, Michelle L Townsend, Brin F S Grenyer	**Título:**	Pathological narcissism: An analysis of interpersonal dysfunction within intimate relationships
DOI:	10.1002/pmh.1532	**Fecha:**	2021 Nov 16
Sitio web:	PMC	**Editorial:**	Personality and Mental Health

[s33] - https://pmc.ncbi.nlm.nih.gov/articles/PMC9031722/

Autor:	Casandra I Montoro, Pablo de la Coba, María Moreno-Padilla, Carmen M Galvez-Sánchez	**Título:**	Narcissistic Personality and Its Relationship with Post-Traumatic Symptoms and Emotional Factors: Results of a Mediational Analysis Aimed at Personalizing Mental Health Treatment
por:	University of Jaén	**DOI:**	10.3390/bs12040091
Fecha:	2022 Mar 25	**Sitio web:**	PMC
Editorial:	Behavioral Sciences		

[s34] - https://pmc.ncbi.nlm.nih.gov/articles/PMC7216544/

Autor:	Charlotte C van Schie, Heidi L Jarman, Elizabeth Huxley, Brin F S Grenyer	**Título:**	Narcissistic traits in young people: understanding the role of parenting and maltreatment
DOI:	10.1186/s40479-020-00125-7	**Fecha:**	2020 May 12
Sitio web:	PMC	**Editorial:**	Borderline Personality Disorder and Emotion Dysregulation

[s35] - https://pmc.ncbi.nlm.nih.gov/articles/PMC5507693/

Autor:	Sylia Wilson, Catherine B Stroud, C Emily Durbin	**Título:**	Interpersonal Dysfunction in Personality Disorders: A Meta-Analytic Review
por:	Department of Psychology, University of Minnesota; Department of Psychology, Williams College; Department of Psychology, Michigan State University	**DOI:**	10.1037/bul0000101
Fecha:	2017 Apr 27	**Sitio web:**	PubMed Central (PMC)
Editorial:	American Psychological Association		

[s36] - https://pmc.ncbi.nlm.nih.gov/articles/PMC6876420/

Autor:	Russ Scott, Ian Freckelton	**Título:**	Narcissistic Rage and the Murder of Allison Baden-Clay
DOI:	10.1080/13218719.2017.1379113	**Fecha:**	2017 Oct 24
Sitio web:	PMC	**Editorial:**	Psychiatry, Psychology, and Law

[s37] - https://pmc.ncbi.nlm.nih.gov/articles/PMC5819598/

Autor:	Elizabeth L Kacel, Nicole Ennis, Deidre B Pereira	**Título:**	Narcissistic Personality Disorder in Clinical Health Psychology Practice: Case Studies of Comorbid Psychological Distress and Life-Limiting Illness
por:	Department of Clinical and Health Psychology, University of Florida	**DOI:**	10.1080/08964289.2017.1301875
Fecha:	2017 Jul-Sep	**Sitio web:**	PMC
Editorial:	Behavioral medicine (Washington, D. C.)		

[s38] - https://pmc.ncbi.nlm.nih.gov/articles/PMC11155208/

Autor:	Eliza Oliver, Alexander Coates, Joanne M Bennett, Megan L Willis	**Título:**	Narcissism and Intimate Partner Violence: A Systematic Review and Meta-Analysis
por:	Australian Catholic University	**DOI:**	10.1177/15248380231196115
Fecha:	2023 Sep 13	**Sitio web:**	PMC
Editorial:	National Center for Biotechnology Information		

[s39] - https://pmc.ncbi.nlm.nih.gov/articles/PMC11583436/

Autor:	Allen G Ross, Santosh Giri, Anayochukwu E Anyasodor, Shakeel Mahmood, Feleke H Astawesegn, M Mamun Huda, Kedir Y Ahmed, Utpal K Mondal, Subash Thapa	**Título:**	Adverse childhood experiences leading to narcissistic personality disorder: a case report
por:	Rural Health Research Institute, Charles Sturt University, Orange, NSW Australia	**DOI:**	10.1186/s12888-024-06307-9
Fecha:	2024 Nov 22	**Sitio web:**	PMC
Editorial:	BMC Psychiatry		

[s40] - https://pmc.ncbi.nlm.nih.gov/articles/PMC4768593/

Autor:	Zlatka Rakovec-Felser	**Título:**	Domestic Violence and Abuse in Intimate Relationship from Public Health Perspective
por:	Department for Health Psychology Faculty of Medicine, University of Maribor, Slovenia	**DOI:**	10.4081/hpr.2014.1821
Fecha:	2014 Oct 22	**Sitio web:**	PubMed Central (PMC)
Editorial:	Health Psychology Research		

[s41] - https://pmc.ncbi.nlm.nih.gov/articles/PMC3876290/

Autor:	Günnur Karakurt, Kristin E Silver	**Título:**	Emotional abuse in intimate relationships: The role of gender and age
por:	Case Western Reserve University	**DOI:**	10.1891/0886-6708.vv-d-12-00041
Fecha:	2013	**Sitio web:**	PMC
Editorial:	Violence and victims		

[s42] - https://pmc.ncbi.nlm.nih.gov/articles/PMC6757332/

Autor:	Emanuel Jauk, Raoul Dieterich	**Título:**	Addiction and the Dark Triad of Personality
por:	Technische Universität Dresden	**DOI:**	10.3389/fpsyt.2019.00662
Fecha:	2019 Sep 17	**Sitio web:**	PubMed Central (PMC)
Editorial:	Frontiers in Psychiatry		

[s43] - https://pmc.ncbi.nlm.nih.gov/articles/PMC10097938/

Autor:	Priyam Kukreja, Jatin Pandey	**Título:**	Workplace gaslighting: Conceptualization, development, and validation of a scale
por:	Indian Institute of Management Indore	**DOI:**	10.3389/fpsyg.2023.1099485
Fecha:	2023 Mar 30	**Sitio web:**	PMC
Editorial:	Frontiers in Psychology		

[s44] - https://pmc.ncbi.nlm.nih.gov/articles/PMC4768593/

Autor:	Zlatka Rakovec-Felser	**Título:**	Domestic Violence and Abuse in Intimate Relationship from Public Health Perspective
por:	Department for Health Psychology Faculty of Medicine, University of Maribor, Slovenia	**DOI:**	10.4081/hpr.2014.1821
Fecha:	2014 Oct 22	**Sitio web:**	PubMed Central (PMC)
Editorial:	Health Psychology Research		

[s45] - https://pmc.ncbi.nlm.nih.gov/articles/PMC7451310/

Autor:	Hemrie Zalman, Katie Aafjes-van Doorn, Catherine F Eubanks	**Título:**	Alliance challenges in the treatment of a narcissistic patient: the case of Alex
por:	Ferkauf Graduate School of Psychology, Yeshiva University	**DOI:**	10.4081/ripppo.2019.351
Fecha:	2019 Jul 30	**Sitio web:**	PubMed Central (PMC)

[s46] - https://pmc.ncbi.nlm.nih.gov/articles/PMC4768593/

Autor:	Zlatka Rakovec-Felser	**Título:**	Domestic Violence and Abuse in Intimate Relationship from Public Health Perspective
por:	Department for Health Psychology Faculty of Medicine, University of Maribor, Slovenia	**DOI:**	10.4081/hpr.2014.1821
Fecha:	2014 Oct 22	**Sitio web:**	PubMed Central (PMC)
Editorial:	Health Psychology Research		

[s47] - https://pmc.ncbi.nlm.nih.gov/articles/PMC9233205/

Autor:	J Sangeetha, S Mohan, A Hariharasudan, Nishad Nawaz	**Título:**	Strategic analysis of intimate partner violence (IPV) and cycle of violence in the autobiographical text –When I Hit You
por:	Kalasalingam Academy of Research and Education, Kingdom University	**DOI:**	10.1016/j.heliyon.2022.e09734
Fecha:	2022 Jun 16	**Sitio web:**	PubMed Central (PMC)
Editorial:	Heliyon		

[s48] - https://pmc.ncbi.nlm.nih.gov/articles/PMC5679127/

Autor:	Aidan GC Wright, Stephanie D Stepp, Lori N Scott, Michael N Hallquist, Joseph E Beeney, Sophie A Lazarus, Paul A Pilkonis	**Título:**	The Effect of Pathological Narcissism on Interpersonal and Affective Processes in Social Interactions
DOI:	10.1037/abn0000286	**Fecha:**	2017 Oct
Sitio web:	PubMed Central (PMC)	**Editorial:**	Journal of abnormal psychology

[s49] - https://pmc.ncbi.nlm.nih.gov/articles/PMC5819598/

Autor:	Elizabeth L Kacel, Nicole Ennis, Deidre B Pereira	**Título:**	Narcissistic Personality Disorder in Clinical Health Psychology Practice: Case Studies of Comorbid Psychological Distress and Life-Limiting Illness
por:	Department of Clinical and Health Psychology, University of Florida	**DOI:**	10.1080/08964289.2017.1301875
Fecha:	2017 Jul-Sep	**Sitio web:**	PMC
Editorial:	Behavioral medicine (Washington, D. C.)		

[s50] - https://pmc.ncbi.nlm.nih.gov/articles/PMC6291212/
Autor: Melissa E Dichter, Kristie A Thomas, Paul Crits-Christoph, Shannon N Ogden, Karin V Rhodes
Título: Coercive Control in Intimate Partner Violence: Relationship with Women's Experience of Violence, Use of Violence, and Danger
por: Center for Health Equity Research and Promotion, U.S. Department of Veterans Affairs, Department of Family Medicine and Community Health, Perelman School of Medicine, University of Pennsylvania, School of Social Work, Simmons College, Department of Psychiatry, Perelman School of Medicine, University of Pennsylvania, Northwell Health Solutions, Office of Population Health Management, Hofstra Northwell Medical School
DOI: 10.1037/vio0000158
Fecha: 2018 Jan 11
Sitio web: PMC
Editorial: National Institutes of Health

[s51] - https://pmc.ncbi.nlm.nih.gov/articles/PMC4900957/
Autor: Pamela S Lilleston, Luciana E Hebert, Jacky M Jennings, David R Holtgrave, Jonathan M Ellen, Susan G Sherman
Título: Attitudes towards Power in Relationships and Sexual Concurrency within Heterosexual Youth Partnerships in Baltimore, MD
DOI: 10.1007/s10461-015-1105-z
Fecha: 2015 Dec
Sitio web: PubMed Central (PMC)

[s52] - https://pmc.ncbi.nlm.nih.gov/articles/PMC5819598/
Autor: Elizabeth L Kacel, Nicole Ennis, Deidre B Pereira
Título: Narcissistic Personality Disorder in Clinical Health Psychology Practice: Case Studies of Comorbid Psychological Distress and Life-Limiting Illness
por: Department of Clinical and Health Psychology, University of Florida
DOI: 10.1080/08964289.2017.1301875
Fecha: 2017 Jul-Sep
Sitio web: PubMed Central (PMC)
Editorial: Behavioral medicine (Washington, D. C.)

[s53] - https://pmc.ncbi.nlm.nih.gov/articles/PMC7216544/
Autor: Charlotte C van Schie, Heidi L Jarman, Elizabeth Huxley, Brin F S Grenyer
Título: Narcissistic traits in young people: understanding the role of parenting and maltreatment
por: Illawarra Health and Medical Research Institute and the School of Psychology, University of Wollongong, Birchtree Centre of Excellence
DOI: 10.1186/s40479-020-00125-7
Fecha: 2020 May 12
Sitio web: PubMed Central (PMC)
Editorial: Borderline Personality Disorder and Emotion Dysregulation

---

[s54] - https://pmc.ncbi.nlm.nih.gov/articles/PMC9031722/

Autor:	Casandra I Montoro, Pablo de la Coba, María Moreno-Padilla, Carmen M Galvez-Sánchez	**Título:**	Narcissistic Personality and Its Relationship with Post-Traumatic Symptoms and Emotional Factors: Results of a Mediational Analysis Aimed at Personalizing Mental Health Treatment
por:	Department of Psychology, University of Jaén	**DOI:**	10.3390/bs12040091
Fecha:	2022 Mar 25	**Sitio web:**	PubMed Central (PMC)
Editorial:	Behavioral Sciences		

[s55] - https://pmc.ncbi.nlm.nih.gov/articles/PMC6970445/

Autor:	Stathis Grapsas, Eddie Brummelman, Mitja D Back, Jaap J A Denissen	**Título:**	The “Why” and “How” of Narcissism: A Process Model of Narcissistic Status Pursuit
DOI:	10.1177/1745691619873350	**Fecha:**	2019 Dec 5
Sitio web:	PMC	**Editorial:**	Perspectives on Psychological Science

[s56] - https://pmc.ncbi.nlm.nih.gov/articles/PMC2860525/

Autor:	Jamie McLean	**Título:**	Psychotherapy with a Narcissistic Patient Using Kohut's Self Psychology Model
por:	Drs. McLean and Gillig are from the Department of Psychiatry, Boonshoft School of Medicine, Wright State University, Dayton, Ohio	**Fecha:**	2007 Oct
Sitio web:	PubMed Central (PMC)	**Editorial:**	Psychiatry (Edgmont)

[s57] - https://pmc.ncbi.nlm.nih.gov/articles/PMC9002298/

Autor:	Sabine C Herpertz, Isabella Schneider, Babette Renneberg, Antonius Schneider	**Título:**	Patients With Personality Disorders in Everyday Clinical Practice: Implications of the ICD-11
por:	Department of General Psychiatry, Center of Psychosocial Medicine, Heidelberg University Hospital, Heidelberg; Clinical Psychology and Psychotherapy, Freie Universität Berlin; Institute of General Practice and Health Services Research, Technical University of Munich	**DOI:**	10.3238/arztebl.m2022.0001
Fecha:	2022 Jan 10	**Sitio web:**	PMC
Editorial:	Deutsches Ärzteblatt International		

[s58] - https://pmc.ncbi.nlm.nih.gov/articles/PMC5819598/

Autor:	Elizabeth L Kacel, Nicole Ennis, Deidre B Pereira	**Título:**	Narcissistic Personality Disorder in Clinical Health Psychology Practice: Case Studies of Comorbid Psychological Distress and Life-Limiting Illness
por:	Department of Clinical and Health Psychology, University of Florida	**DOI:**	10.1080/08964289.2017.1301875
Fecha:	2017 Jul-Sep	**Sitio web:**	PMC
Editorial:	Behavioral medicine (Washington, D. C.)		

[s59] - https://pmc.ncbi.nlm.nih.gov/articles/PMC9031722/

Autor:	Casandra I Montoro, Pablo de la Coba, María Moreno-Padilla, Carmen M Galvez-Sánchez	**Título:**	Narcissistic Personality and Its Relationship with Post-Traumatic Symptoms and Emotional Factors: Results of a Mediational Analysis Aimed at Personalizing Mental Health Treatment
por:	University of Jaén	**DOI:**	10.3390/bs12040091
Fecha:	2022 Mar 25	**Sitio web:**	PMC
Editorial:	National Library of Medicine (NLM)		

[s60] - https://pmc.ncbi.nlm.nih.gov/articles/PMC5177643/

Autor:	Harold Dadomo (Department of Neuroscience, University of Parma, Parma, Italy; Parma Schema Therapy Center, Parma, Italy), Alessandro Grecucci (Clinical and Affective Neuroscience Lab, Department of Psychology and Cognitive Sciences, University of Trento, Rovereto, Italy), Irene Giardini (Bologna Schema Therapy Center Bologna, Bologna, Italy), Erika Ugolini (Firenze Schema Therapy Center Firenze, Firenze, Italy), Alessandro Carmelita (Italian Society for Schema Therapy, Sassari, Italy), Marta Panzeri (Department of Developmental Psychology and Socialisation, Padua University, Padova, Italy)	**Título:**	Schema Therapy for Emotional Dysregulation: Theoretical Implication and Clinical Applications
DOI:	10.3389/fpsyg.2016.01987	**Fecha:**	2016 Dec 22
Sitio web:	PubMed Central (PMC)	**Editorial:**	Frontiers in Psychology

[s61] - https://pmc.ncbi.nlm.nih.gov/articles/PMC6441831/

Autor:	Suzanne Haeyen	**Título:**	Strengthening the Healthy Adult Self in Art Therapy: Using Schema Therapy as a Positive Psychological Intervention for People Diagnosed With Personality Disorders
por:	GGNet Mental Health Centre, Apeldoorn, Netherlands; Department Arts Therapies, HAN University of Applied Sciences, Nijmegen, Netherlands; KenVaK, Research Centre Arts Therapies, Heerlen, Netherlands	**DOI:**	10.3389/fpsyg.2019.00644
Fecha:	2019 Mar 22	**Sitio web:**	PMC
Editorial:	Frontiers in Psychology		

[s62] - https://pmc.ncbi.nlm.nih.gov/articles/PMC3268672/

Autor:	Stephanie D Stepp, Diana J Whalen, Paul A Pilkonis, Alison E Hipwell, Michele D Levine	**Título:**	Children of Mothers with Borderline Personality Disorder: Identifying Parenting Behaviors as Potential Targets for Intervention
por:	University of Pittsburgh School of Medicine, University of Pittsburgh	**DOI:**	10.1037/a0023081
Fecha:	2011 Jan	**Sitio web:**	PMC
Editorial:	PubMed Central (PMC)		

[s63] - https://pmc.ncbi.nlm.nih.gov/articles/PMC10761483/

Autor:	Raphaela E Kaisler, Manfred Fede, Ulla Diltsch, Thomas Probst, Yvonne Schaffler	**Título:**	Common mental disorders in Gestalt therapy treatment: a multiple case study comparing patients with moderate and low integrated personality structures
DOI:	10.3389/fpsyg.2023.1304726	**Fecha:**	2023 Dec 20
Sitio web:	PMC	**Editorial:**	Frontiers in Psychology

[s64] - https://pmc.ncbi.nlm.nih.gov/articles/PMC10187391/

Autor:	Erik C Nook, Adam C Jaroszewski, Ellen F Finch, Lois W Choi-Kain	**Título:**	A Cognitive-Behavioral Formulation of Narcissistic Self-Esteem Dysregulation
DOI:	10.1176/appi.focus.20220055	**Fecha:**	2022 Oct 25
Sitio web:	PMC		

[s65] - https://www.ncbi.nlm.nih.gov/books/NBK556001/

Autor:	Paroma Mitra, Tyler J. Torrico, Dimy Fluyau	**Título:**	Narcissistic Personality Disorder
por:	StatPearls Publishing	**Fecha:**	2024/03/01
Sitio web:	NCBI Bookshelf	**Editorial:**	StatPearls Publishing

[s66] - https://pmc.ncbi.nlm.nih.gov/articles/PMC10187391/

Autor:	Erik C Nook, Adam C Jaroszewski, Ellen F Finch, Lois W Choi-Kain	**Título:**	A Cognitive-Behavioral Formulation of Narcissistic Self-Esteem Dysregulation
DOI:	10.1176/appi.focus.20220055	**Fecha:**	2022 Oct 25
Sitio web:	PubMed Central (PMC)		

[s67] - https://pmc.ncbi.nlm.nih.gov/articles/PMC3138327/

Autor:	Alexis K Matusiewicz, Christopher J Hopwood, Annie N Banducci, CW Lejuez	**Título:**	The Effectiveness of Cognitive Behavioral Therapy for Personality Disorders
por:	University of Maryland, Michigan State University	**DOI:**	10.1016/j.psc.2010.04.007
Fecha:	2010 Sep	**Sitio web:**	PubMed Central (PMC)
Editorial:	The Psychiatric clinics of North America		

[s68] - https://pmc.ncbi.nlm.nih.gov/articles/PMC5819598/

Autor:	Elizabeth L Kacel, Nicole Ennis, Deidre B Pereira	**Título:**	Narcissistic Personality Disorder in Clinical Health Psychology Practice: Case Studies of Comorbid Psychological Distress and Life-Limiting Illness
por:	University of Florida	**DOI:**	10.1080/08964289.2017.1301875
Fecha:	2017 Jul-Sep	**Sitio web:**	PubMed Central (PMC)
Editorial:	Behavioral medicine (Washington, D. C.)		

[s69] - https://pmc.ncbi.nlm.nih.gov/articles/PMC10187400/

Autor:	Igor Weinberg, Elsa Ronningstam	**Título:**	Narcissistic Personality Disorder: Progress in Understanding and Treatment
por:	Department of Psychiatry, Harvard Medical School, McLean Hospital, Belmont, Massachusetts.	**DOI:**	10.1176/appi.focus.20220052
Fecha:	2022 Oct 25	**Sitio web:**	PMC
Editorial:	PubMed Central (PMC)		

[s70] - https://pmc.ncbi.nlm.nih.gov/articles/PMC10187400/

Autor:	Igor Weinberg, Elsa Ronningstam	**Título:**	Narcissistic Personality Disorder: Progress in Understanding and Treatment
DOI:	10.1176/appi.focus.20220052	**Fecha:**	2022 Oct 25
Sitio web:	PubMed Central (PMC)		

[s71] - https://pmc.ncbi.nlm.nih.gov/articles/PMC5819598/

Autor:	Elizabeth L Kacel, Nicole Ennis, Deidre B Pereira	**Título:**	Narcissistic Personality Disorder in Clinical Health Psychology Practice: Case Studies of Comorbid Psychological Distress and Life-Limiting Illness
por:	Department of Clinical and Health Psychology, University of Florida	**DOI:**	10.1080/08964289.2017.1301875
Fecha:	2017 Jul-Sep	**Sitio web:**	PMC
Editorial:	Behavioral medicine (Washington, D. C.)		

[s72] - https://pmc.ncbi.nlm.nih.gov/articles/PMC10097942/

Autor:	Ester di Giacomo, Elena Andreini, Ottavia Lorusso, Massimo Clerici	**Título:**	The dark side of empathy in narcissistic personality disorder
DOI:	10.3389/fpsyt.2023.1074558	**Fecha:**	2023 Mar 30
Sitio web:	PubMed Central (PMC)	**Editorial:**	Frontiers in Psychiatry

[s73] - https://pmc.ncbi.nlm.nih.gov/articles/PMC4955139/

Autor:	Andrada D Neacsiu, Mathew A Tkachuck	**Título:**	Dialectical behavior therapy skills use and emotion dysregulation in personality disorders and psychopathy: a community self-report study
por:	University of Mississippi, Duke University Medical Center	**DOI:**	10.1186/s40479-016-0041-5
Fecha:	2016 Jul 20	**Sitio web:**	PubMed Central (PMC)
Editorial:	Borderline Personality Disorder and Emotion Dysregulation		

[s74] - https://pmc.ncbi.nlm.nih.gov/articles/PMC10786009/

Autor:	Falk Leichsenring, Peter Fonagy, Nikolas Heim, Otto F Kernberg, Frank Leweke, Patrick Luyten, Simone Salzer, Carsten Spitzer, Christiane Steinert	**Título:**	Borderline personality disorder: a comprehensive review of diagnosis and clinical presentation, etiology, treatment, and current controversies
DOI:	10.1002/wps.21156	**Fecha:**	2024 Jan 12
Sitio web:	PubMed Central (PMC)	**Editorial:**	World Psychiatry

[s75] - https://dx.doi.org/10.1176/appi.ajp.2013.12040518

Autor:	Lotte L.M. Bamelis, Silvia M.A.A. Evers, Philip Spinhoven, Arnoud Arntz	**Título:**	Results of a Multicenter Randomized Controlled Trial of the Clinical Effectiveness of Schema Therapy for Personality Disorders
DOI:	10.1176/appi.ajp.2013.12040518	**Fecha:**	01 March 2014
Sitio web:	American Journal of Psychiatry	**Editorial:**	American Psychiatric Association

Fuentes de imágenes

Las imágenes no listadas son de creación propia o fueron adquiridas con la licencia correspondiente. Todos los derechos están reservados para estas imágenes.

Para todas las demás imágenes listadas aquí:
Ninguna de las imágenes fue modificada, solo se ajustó la resolución. En la versión eBook, las imágenes se compilaron en collages numerados. Todas las imágenes permanecen sujetas a su licencia original y se utilizan de acuerdo con sus respectivos términos de licencia. Si descubre errores de atribución u otras discrepancias, contáctenos.

Fecha de la revisión final de la imagen: 2025-02-10.

Licencia utilizada

CC0 http://creativecommons.org/publicdomain/zero/1.0/deed.en

Créditos de imágenes

[i1] - 001_002_002_image_einschuechterung.jpeg
https://upload.wikimedia.org/wikipedia/commons/f/fd/Plate_2_from_the_%27Disparates%27-_Folly_of_Fear_MET_MM7260.jpg

Date:	circa	**por:**	Pharos
Artista:	Francisco Goya	**License:**	CC0

[i2] - 001_003_003_image_stigmatisierung.jpeg
https://upload.wikimedia.org/wikipedia/commons/d/dd/My_superpower_is...Breaking_the_stigma_on_mental_illness_%2817974676470%29.jpg

Date:	2015-02-02	**por:**	OceanAtoll
Artista:	SAMHSA	**License:**	Public domain

[i3] - 002_002_003_image_achtsamkeit.jpeg
https://upload.wikimedia.org/wikipedia/commons/c/c1/School_children_meditating.jpg

Date:	2014-10-13	**por:**	Farang Rak Tham
Artista:	Kochphon (Honey) Onshawee	**License:**	CC0

[i4] - 004_002_001_image_emotionale_belastung.jpeg
https://upload.wikimedia.org/wikipedia/commons/1/1e/Headache-1557872_960_720.jpg

Date:	2016-07-28	**por:**	U3119842
Artista:	Phee	**License:**	CC0

[i5] - 005_001_001_image_kunsttherapie.jpeg
https://upload.wikimedia.org/wikipedia/commons/b/b2/Fortier_DAKAR_art_therapy_30dec11_300.jpg

Date:	2011-12	**por:**	Oaktree b
Artista:	Photo: VOA - A. Fortier	**License:**	Public domain

[i6] - 005_003_001_image_achtsamkeitsuebungen.jpeg
https://upload.wikimedia.org/wikipedia/commons/9/98/Sukhesikarama_Mindful_Forest_Meditation_Center.jpg

Date:	2024-02-15	**por:**	Cun Cun
License:	CC0		

[i7] - 005_003_001_image_selbstreflexion.jpeg
https://upload.wikimedia.org/wikipedia/commons/1/1f/Self-reflection_At_The_Sea_%28Unsplash%29.jpg

Date:	2016-03-23	**por:**	Fæ
Artista:	lucassankey	**License:**	CC0

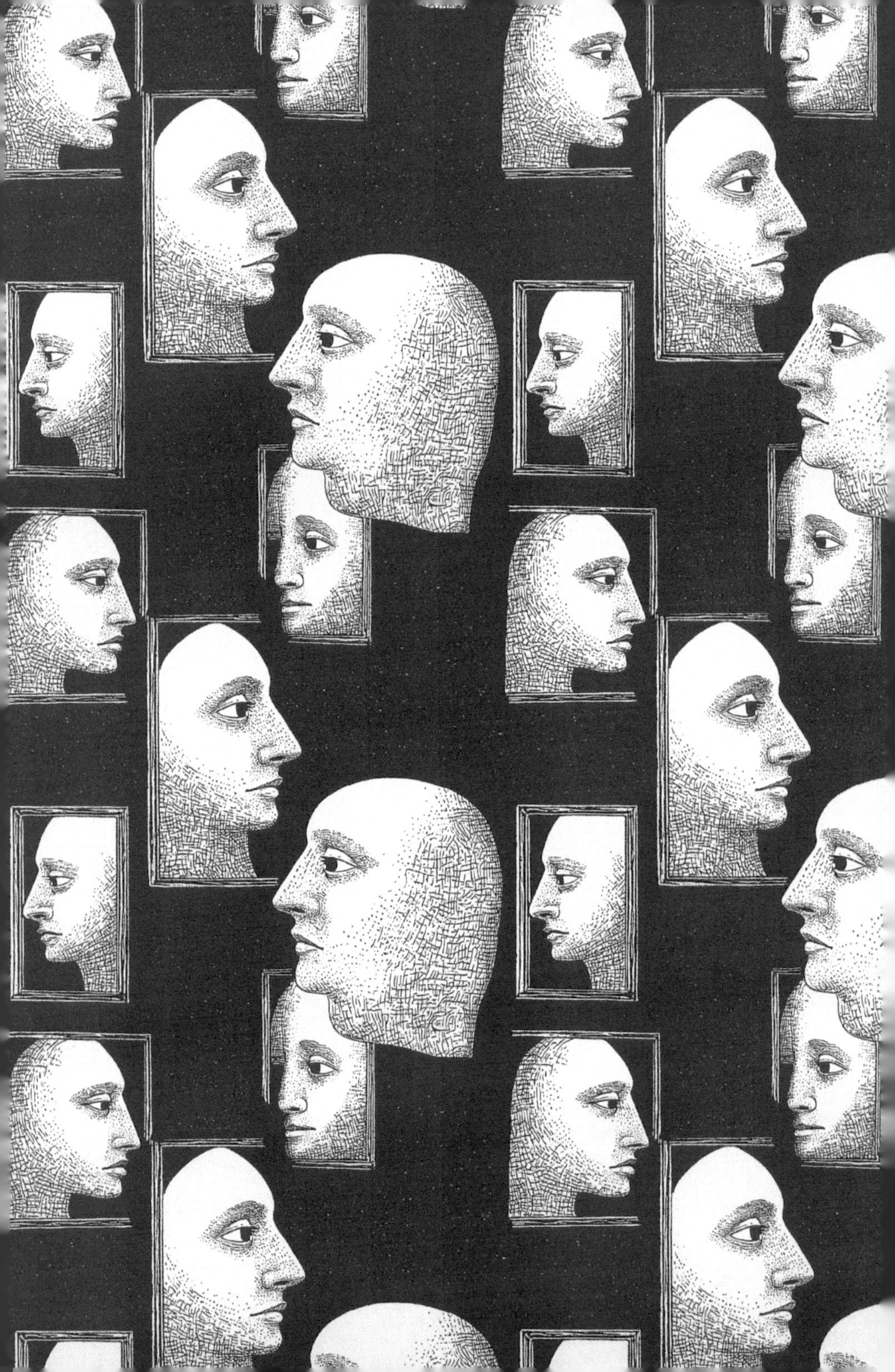

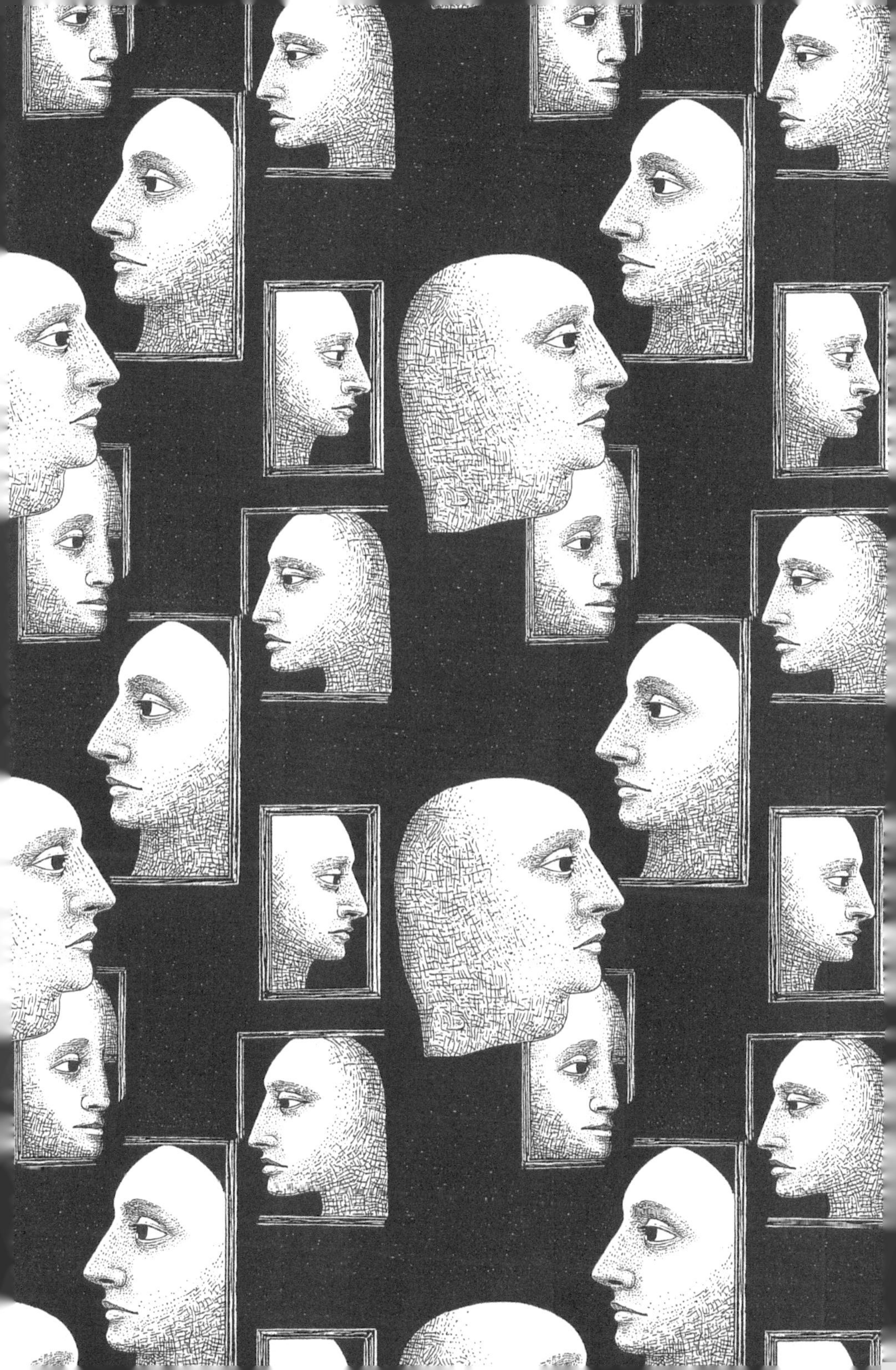

FSC
www.fsc.org
MIX
Papier | Fördert
gute Waldnutzung
FSC® C083411

Kolibri 360 GmbH
Ferdinand-Jühlke-Straße 7
99095 Erfurt, Deutschland
produktsicherheit@kolibri360.de